Contents

感染と抗菌薬　Vol.21　No.1　2018

特　集

診療科別　プロが示す『抗菌薬適正使用』の理論と実践

- ◉呼吸器内科　　濵田洋平・青木洋介　3
- ◉耳鼻咽喉科　　戸川彰久　9
- ◉消化器内科　　坂本光男　15
- ◉消化器外科　　丸山　弘・吉田　寛　21
- ◉泌尿器科　　髙橋　聡　27
- ◉小児科　　岩田　敏　33

JN192967

小特集

NTM（非結核性抗酸菌）症の治療は今のままでよいのか？
―パラダイムシフトを探る！

- ◉本企画の狙い〜 NTM 症治療のパラダイムシフトを目指して〜　　渡辺　彰　41
- ◉原因菌の遺伝子解析による治療反応性および予後の予測　　菊地利明　42
- ◉リファンピシンによるクラリスロマイシンの不活化にどう対処するか？
  三輪清一・早川啓史　46
- ◉NTM（非結核性抗酸菌）症治療における栄養の重要性　　若松謙太郎・永田忍彦　52
- ◉NTM（非結核性抗酸菌）症治療を免疫面から再考する　　徳田　均　58

連　載

■随感
思い出ずるままに〜医学人生模様（62）　　松本慶蔵　64

■ Antimicrobial Stewardship プログラムの実践　〜私たちの取り組み
新潟県立新発田病院　　田邊嘉也　66

巻末資料：抗菌薬・抗真菌薬一覧 **68** ／バックナンバー **72** ／投稿規定・執筆要項 **74** ／次号予告 **75** ／奥付 **76**

臨床に役立つ薬剤感受性検査
～チーム医療支援～

クラスⅢ細菌検査用シリーズ
薬剤感受性（一般細菌・液体培地希釈法）キット
ドライプレート'栄研'
（192プレート）

- 従来の1/2サイズで2倍の192ウエル
- 1プレートで30種以上の抗菌薬をカバー
- ワイドレンジMIC測定が可能な濃度設定

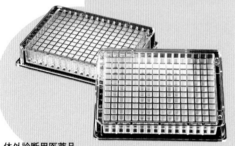

体外診断用医薬品
製造販売届出番号 09A2X10001000028

一般医療機器　特定保守管理医療機器
微生物感受性分析装置
微生物感受性分析装置
DPS192iX®

- コンパクト設計で192プレートを40枚収納
- MIC$_{90}$、MIC$_{50}$によるアンチバイオグラム機能
- 1時間毎の画像判定によるカイネティック機能
- 耐性菌チェック機能
- 精度管理機能

製造販売届出番号 17B3X00005000005
販　売　元：栄研化学株式会社
製造販売元：小松電子株式会社

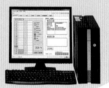

培養測定部（本体）　　データ処理部（制御PC）

一般医療機器　特定保守管理医療機器
微生物分類同定分析装置
MALDIバイオタイパー

- 質量分析による迅速同定試験装置
- 複雑な前処理が不要
- コロニー釣菌からわずか10分で同定試験結果判明

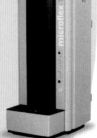

医療機器届出番号 14B3X10027MBT001
販　売　元：栄研化学株式会社
製造販売元：ブルカージャパン株式会社

感染症管理支援システム

- 感染管理支援システム　　BACT Web®
- 微生物検査システム　　　BACT SYSTEM®
- 細菌検査データ制御システム
　　　　　　　　　　　　　BACT CONTROL®

※ご使用の際は添付文書および取扱説明書をご参照ください。

製造販売元　栄研化学株式会社
〒329-0114 栃木県下都賀郡野木町野木143番地

0061 CMK
2018年3月作成

特集 | 診療科別 プロが示す『抗菌薬適正使用』の理論と実践

呼吸器内科

濵田洋平[1]* ・青木洋介[1]**,[2]

1) 佐賀大学医学部附属病院 感染制御部 ＊副部長 ＊＊部長
2) 佐賀大学医学部 国際医療学講座 臨床感染症学分野 教授

Summary

肺炎治療においては，βラクタム系薬のスペクトルを理解した上で，ペニシリン系薬とセフェム系薬の2系統を中心に抗菌薬選択を行い，カルバペネム系薬の処方は耐性菌の治療時に限定するとの考え方でもよい。非定型肺炎診断の端緒となる全身診察の重要性を認識する。院内肺炎と入院患者の誤嚥性肺炎はほぼ同義であると考えてよく，偏性嫌気性菌治療薬の投与を偏重しないことが望ましい。

Key words

市中肺炎，非定型肺炎，院内肺炎，誤嚥性肺炎

はじめに

肺炎は市中・院内感染症のいずれにおいても遭遇する頻度が高い重要な疾患である。抗菌薬耐性（antimicrobial resistance：AMR）が大きな問題となっている現在，臨床医は肺炎を正しく診断し，適正使用を踏まえた抗菌薬選択を心掛ける必要がある。本稿では市中・院内肺炎の症例を紹介しながら，肺炎の診断や抗菌薬選択のポイントについて述べる。

① 肺炎における微生物学的検査

適正な抗菌薬選択には適正な感染症診断と原因菌推定が欠かせない。肺炎診療においても，抗菌薬処方前の喀痰グラム染色や喀痰培養，血液培養の提出を怠らないようにしたい。

肺炎患者では血液培養の陽性率が10％前後と低いことから採取が不要だという意見もある[1]。しかし，血液培養採取を励行する抗菌薬治療は市中肺炎患者において，死亡率の低減や入院期間の短縮，抗菌薬使用量の低減などに寄与するとされている[2]。そのほかにも血液培養で，喀痰での分離菌以外に思いもよらないほかの感染症の存在が判明することがある。

また，すべての臨床現場でグラム染色が行えるわけではないが，そのような場合は患者

特集 | 診療科別 プロが示す『抗菌薬適正使用』の理論と実践

表1　気道感染症の原因菌と代表的なβラクタム系薬の抗菌スペクトル

| | | グラム陽性菌 | | | グラム陰性菌 | | | | | | | |
| | | | | | インフルエンザ菌 | | | | モラキセラ・カタラーリス | 腸内細菌科細菌 | | 緑膿菌 |
		連鎖球菌	肺炎球菌	黄色ブドウ球菌	BLNAS	BLPAR	BLPACR	BLNAR・BLPACR		クレブシエラ	エンテロバクター・シトロバクター・セラチア	
ペニシリン系薬	ベンジルペニシリン	◀	▶									
	アンピシリン	◀	▶		◀	▶						
	スルバクタム/アンピシリン	◀	―	―	―	―	▶		◀	▶		
	タゾバクタム/ピペラシリン	◀	―	―	―	―	―	―	―	―	―	▶
セフェム系薬	セフォチアム	◀	―	―	―	―	▶		◀	▶		
	セフトリアキソン	◀	―	―	―	―	―	―	―	―	▶	
	セフタジジム				◀	―	―	―	―	―	―	▶
	セフェピム	◀	―	―	―	―	―	―	―	―	―	▶
カルバペネム系薬	メロペネム	◀	―	―	―	―	―	―	―	―	―	▶

BLNAS：βラクタマーゼ非産生アンピシリン感性（β-lactamase-negative ampicillin-sensitive）
BLPAR：βラクタマーゼ産生アンピシリン耐性（β-lactamase-positive ampicillin-resistant）
BLNAR：βラクタマーゼ非産生アンピシリン耐性（β-lactamase-negative ampicillin-resistant）
BLPACR：βラクタマーゼ産生アモキシシリン／クラブラン酸耐性（β-lactamase-positive amoxicillin-clavulanic acid resistant）

（文献3より作表）

背景などの疫学因子に基づいて原因菌を推定してから抗菌薬選択を行う。

② 肺炎治療で中心的役割を担う抗菌薬

❶ βラクタム系薬

市中・院内肺炎のいずれにおいても，肺炎球菌やインフルエンザ菌などの定型菌を想定した場合はβラクタム系薬が治療の中心となる。その中でも，まずペニシリン系薬，セフェム系薬のスペクトルを熟知して，過不足のないスペクトルの抗菌薬選択に努めることが重要である。各微生物の様々な耐性獲得や地域での感受性パターンによって若干の違いはあるが，**表1**に呼吸器感染症の代表的な原因菌とその治療に用いられるペニシリン系薬，セフェム系薬のスペクトルを示す[3]。なお，経口第3世代セフェム系薬は生体内利用率が極めて低く，有効な血中・組織中濃度に到達しないため，処方は推奨されない。

初期治療薬選択の際に，常にすべての想定原因菌をカバーする必要があるわけではないことに留意したい。敗血症性ショックのように重症の病態であれば，頻度が低い原因菌もスペクトルに含む必要性について検討するが，軽症例では頻度が高い原因菌のみをまず治療対象とし，培養結果を確認してから抗菌薬を修正することができる。

カルバペネム系薬は，あくまで ESBL (extended spectrum β-lactamase) 産生菌や耐性緑膿菌など耐性菌感染症の標的治療薬として位置づけることが推奨される。抗菌薬適正使用の点からも本系薬を肺炎の初期治療の第一選択薬とはしないほうがよい。タゾバクタム/ピペラシリン (TAZ/PIPC；ゾシン®) もカルバペネム系薬と同等の超広域抗菌薬であり，緑膿菌および嫌気性菌を治療対象に含む必要がなければ肺炎の初期治療薬として推奨されない。

❷ キノロン系薬

キノロン系薬は市中・院内肺炎のほとんどの原因菌に抗菌活性を有する広域抗菌薬であり，スペクトルが広いことを認識したうえで処方する。内服薬は生体内利用率に優れ点滴製剤と同様の効果が期待できるため，経口摂取が可能で上部消化管からの吸収に問題のない患者であれば基本的に内服薬を処方する。結核菌にも活性を有するため，安易な使用は結核の診断の遅れ，感染拡大，耐性結核誘導などのリスクを伴う。処方前には喀痰抗酸菌塗抹検査によって結核を除外しておく必要がある。

❸ マクロライド系薬

マクロライド系薬は非定型肺炎の治療薬である以外にも肺炎球菌やインフルエンザ菌，モラキセラなどにも抗菌活性を有する。よって，市中発症の細菌性呼吸器感染症で軽症〜中等症であればマクロライド系薬は第一選択薬となりうる。ただし，国内においては肺炎球菌の耐性が増加していることに留意する。

③ 肺炎の治療効果判定

抗菌薬の効果は細菌に対する殺菌・静菌作用に限られる。つまり，肺炎の効果判定として最も特異的・直接的であり，臨床医が習慣づけたいのは喀痰グラム染色で菌体の減少あるいは消失を確認することである。次いで，呼吸数，呼吸器症状や酸素飽和度の改善などが肺炎特異的な指標となる。

一方解熱や白血球・CRP の低下は抗菌薬効果の直接的な指標ではなく，菌の消失の結果として起こる非特異的・間接的指標である。治療経過中に発熱や炎症所見の遷延がある場合も，肺炎に特異的な指標が改善し，かつ，肺炎以外の感染巣がない場合は，早急な抗菌薬の追加や広域化は必要ない。このようなときはまず，薬剤熱や消化管出血，深部静脈血栓，静脈炎，無気肺などの非感染性疾患による発熱についても検討を加えるほうがよい[4]。

④ 症例提示と抗菌薬処方のポイント

❶ 79 歳男性 市中発症の高齢者肺炎（図 1）

市中肺炎の原因菌としては，最も頻度の高い肺炎球菌のほか，インフルエンザ菌，モラキセラ・カタラーリス，口腔内連鎖球菌や，特に高齢者肺炎ではクレブシエラなどがある。肺炎球菌性肺炎であればベンジルペニシリン (PCG；ペニシリン G カリウム®) が第一選択薬となるが，培養結果が未判明の時点では，スルバクタム/アンピシリン (SBT/ABPC；ユナシン®-S)，第 2 世代セフェム系薬や，最大でも第 3 世代セフェム系薬のスペクトルがあれば市中肺炎の原因菌の多くをカバーできる。

なお，肺炎球菌尿中抗原検査は簡便な検査だが，中耳炎など軽症の肺炎球菌感染症の既往によって一度陽性になると，その後数週間陽性が続くことがあるため結果の解釈には注

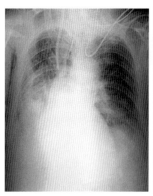
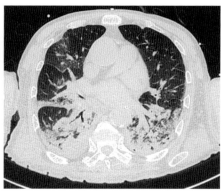

図1 症例1（79歳男性）

独居の高齢男性が発熱，膿性痰，体動困難を主訴に救急搬送となった。来院時は敗血症性ショックの状態であった。両側下肺野背側に浸潤影がみられ，肺炎球菌尿中抗原検査は陽性であったが，喀痰培養では *Klebsiella pneumoniae* のみが分離された。セフトリアキソンによる初期治療を開始，4日目に培養結果判明後セフォチアムへのde-escalationを行い，合計8日間の治療で抗菌薬を終了した。

意を要する[5]。肺炎の原因菌診断は，グラム染色あるいは培養などでの微生物の直接確認に基づくことが望ましい。

また，肺気腫や気管支拡張症など慢性の気道疾患を有する患者では緑膿菌が原因菌となることもあり，その際は第3世代セフェム系薬のセフタジジム（CAZ；モダシン®）（肺炎球菌などグラム陽性菌への抗菌活性が不十分である点に注意）や第4世代セフェム系薬などが選択肢となる。

❷ **16歳男児 健常若年者の市中肺炎（図2）**

市中肺炎ではマイコプラズマ，レジオネラ，クラミジアといった非定型病原体も原因菌として考慮する必要がある。細胞壁を有しない非定型菌に対してβラクタム系薬は無効で，キノロン系薬，マクロライド系薬，テトラサイクリン系薬での治療が必要となる。非定型肺炎では，肺炎以外に咽頭炎や皮疹，下痢，関節痛，リンパ節腫脹，肝機能障害などの全身的異常を伴うことがある[6]。肺炎の存在が確認された患者でも必ず全身の身体診察を行い，この"肺炎＋全身症状"を非定型肺炎と認識したうえで，抗菌薬選択に反映させることが重要である。

❸ **81歳女性 院内肺炎（＝誤嚥性肺炎）（図3）**

院内肺炎は，入院患者が口腔や咽頭周辺に定着した細菌を下気道に吸引（微小誤嚥）することによって発症する。つまり，院内肺炎は誤嚥性肺炎と同義と考えてよい。ここで重要なのは，それぞれの患者でどのような細菌が下気道へ誤嚥されうるかを見極めることであるが，通常は気腔の菌，腸管内の菌，環境菌の3系統に分けて考えることができる（表2）[7,8]。

気腔の菌には，鼻・副鼻腔，中耳，口腔咽頭領域に定着する口腔内レンサ球菌や肺炎球菌，インフルエンザ菌などが含まれる[8]。消化管術後や経管栄養中，ヒスタミンH_2受容体拮抗薬やプロトンポンプ阻害薬などの投与を受けている患者では，口腔咽頭〜上部消化管にかけて大腸菌やクレブシエラ，エンテロバクターなどの腸内細菌科細菌が増加し肺炎の原因菌になりやすい。一方，人工呼吸器管

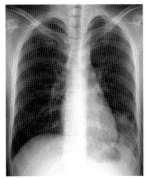
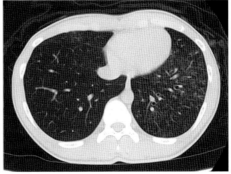

図2 症例2（16歳男児）

　発熱，頭痛，咳嗽を主訴に外来を受診した。胸部単純写真で左下肺の浸潤影と，胸部CTでは左下葉中心に微細な網状影がみられた。髄膜刺激症状や下肢不随意運動・腱反射亢進を伴っており，髄液検査では細胞数の増多（53/μL，多核球優位）がみられた。肺炎ではあるが，肺・胸郭以外に異常を伴っており，非定型肺炎が疑われたためレボフロキサシンでの治療を開始した。後にマイコプラズマ抗体が陽性と判明し，マイコプラズマ肺炎および髄膜炎・脊髄炎であったと思われた。

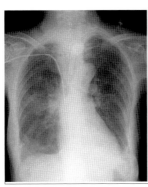
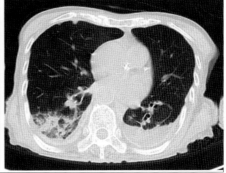

図3 症例3（81歳女性）

　食道癌による気道狭窄があり，気管切開術後の入院中に発熱，炎症所見上昇と喀痰増加がみられた。胸部単純写真で右中下肺野の透過性低下があり，胸部CTでは右肺上下葉の背側に浸潤影がみられた。各葉の背側に陰影が存在する典型的な誤嚥性肺炎のパターンであるが，喀痰培養では緑膿菌が分離され，セフェピムによる治療を行った。この肺炎発症以前にセフトリアキソンの投与歴があり，緑膿菌の選択を後押しする要因であったと思われた。

表2　院内肺炎（＝誤嚥性肺炎）の原因菌の分類と代表的な菌種

気腔の菌 （鼻・副鼻腔，中耳，口腔咽頭領域）	口腔内レンサ球菌，肺炎球菌，インフルエンザ菌　など
腸管内の菌	大腸菌，プロテウス，クレブシエラ，エンテロバクター　など
環境菌	緑膿菌，エンテロバクター，アシネトバクター，MRSA　など

＊エンテロバクターは腸内細菌科細菌だが水回りなど院内環境にも定着することが多い。

（文献7, 8より作表）

理，気管切開，喀痰吸引などの処置を受けている場合は，緑膿菌などの環境菌が下気道へ直達して気道感染を起こす可能性が高まる[7]。

偏性嫌気性菌が誤嚥性肺炎の一次的原因菌となることは膿胸を合併したような場合を除けば稀であり，偏性嫌気性菌を恒常的に抗菌スペクトルに含む必要はない[9]。

なお，MRSA（methicillin-resistant *Staphylococcus aureus*）は肺炎の原因菌となることは多くない。喀痰培養でMRSAが分離された場合も定着である場合が多い。定着か感染かの判定には，患者の臨床像を総合的に判定することが望まれる[10]。

文献

1）Mandell LA, Wunderink RG, Anzueto A et al：Infectious Diseases Society of America/American Thoracic Society consensus guidelines on the management of community-acquired pneumonia in adults. Clin Infect Dis 44（Suppl 2）：S27-72, 2007

2）日本呼吸器学会成人肺炎診療ガイドライン2017作成委員会：CQ04　重症CAP患者の原因菌診断において，血液培養を施行することは推奨されるか，成人肺炎診療ガイドライン2017，一般社団法人日本呼吸器学会，東京，2017, p70-72

3）Hauser AR：β-lactam antibiotics, Antibiotic basics for clinicians, 2nded, Lippincott Williams & Wilkins, Baltimore, 2007, p18-44

4）Cunha BA：Nonspecific tests in the diagnosis of fever of unknown origin. Fever of Unknown Origin, Informa healthcare, New York, 2007, p151-158

5）Murdoch DR, Laing RT, Cook JM：The NOW *S. pneumoniae* urinary antigen test positivity rate 6 weeks after pneumonia onset and among patients with COPD. Clin Infect Dis 37（1）：153-154, 2003

6）Smith LG：*Mycoplasma pneumonia* and its complications. Infect Dis Clin North Am 24（1）：57-60, 2010

7）Brennan MT, Bahrani-Mougeot F, Fox PC et al：The role of oral microbial colonization in ventilator-associated pneumonia. Oral Surg Oral Med Oral Pathol Oral Radiol Endod 98（6）：665-672, 2004

8）Hull MW, Chow AW：Indigenous microflora and innate immunity of the head and neck. Infect Dis Clin North Am 21（2）：265-282, 2007

9）Cunha BA：Aspiration pneumonia, Pneumonia essentials 3rded, Jones and Bartlett, Sudbury, 2010, p286-287

10）永田正喜，青木洋介，福岡麻美ほか：ベイズ解析を用いた診断確率定量法によるMRSA下気道感染症診断の試み．感染症誌 84（3）：276-284, 2010

特集 | 診療科別 プロが示す『抗菌薬適正使用』の理論と実践

耳鼻咽喉科

戸川彰久

紀南病院 耳鼻咽喉科・頭頸部外科　主任部長

Summary

　耳鼻咽喉科領域の感染症は急性中耳炎，急性鼻副鼻腔炎，急性咽頭・扁桃炎などの頻度が高い。上気道感染症を治療する場合,ウイルス感染か細菌感染かの判断が必要となるが,この鑑別は容易ではない。『急性鼻副鼻腔炎診療ガイドライン』では重症度をスコアリングシステムにて判定し，軽症の場合はウイルス感染を疑い抗菌薬を投与しない方針となっており，抗菌薬を投与する場合はペニシリン系抗菌薬が治療の中心となる。また鼻処置などの局所治療も併用が望ましい。急性咽頭・扁桃炎の治療はA群β溶連菌の感染の有無が重要であり，ガイドライン案では鼻副鼻腔炎と同じく軽症の場合は抗菌薬を投与しない方針となっている。

Key words

上気道感染，急性鼻副鼻腔炎，急性咽頭・扁桃炎，抗菌薬

はじめに

　耳鼻咽喉科領域の感染症は急性中耳炎，急性鼻副鼻腔炎，急性咽頭・扁桃炎などの頻度が高い。急性鼻副鼻腔炎や急性咽頭・扁桃炎などの上気道感染症における起炎微生物はウイルスが主体と考えられているが，細菌感染を合併することで重症化，遷延化することが知られている。したがって，適切な抗菌薬を適切な時期に必要量投与することが重要である。本稿では成人の急性鼻副鼻腔炎，急性咽頭・扁桃炎を中心に耳鼻咽喉科領域における抗菌薬の適切な使用法について述べる。

1 急性鼻副鼻腔炎

　急性鼻副鼻腔炎の定義としては「急性に発症し，発症から4週間以内の鼻副鼻腔の感染症で，鼻閉，鼻漏，後鼻漏，咳嗽といった呼吸器症状を呈し，頭痛，頬部痛，顔面圧迫感などを伴う疾患」とされている[1]。急性鼻副鼻腔炎の診断および重症度の判定にはCTや単純レントゲンなどの画像検査所見は含まれておらず，臨床症状および局所所見で決定

特集 | 診療科別 プロが示す『抗菌薬適正使用』の理論と実践

表1　成人の急性鼻副鼻腔炎スコアリング

	症状・所見	なし	軽度／少量	中等度以上
臨床症状	鼻漏	0	1 （時々鼻をかむ）	2 （頻繁に鼻をかむ）
	顔面痛／前頭部痛・圧迫感	0	1 （がまんできる）	2 （鎮痛剤が必要）
鼻腔所見	鼻汁・後鼻漏	0 （漿液性）	2 （粘膿性少量）	4 （中等量以上）

合計スコア：軽症（1〜3），中等症（4〜6），重症（7〜8）

（文献1より改変）

される。

　急性鼻副鼻腔炎の検出菌として多いのは肺炎球菌，インフルエンザ菌，モラクセラ・カタラーリスである。第5回耳鼻咽喉科領域感染症臨床分離菌全国サーベイランスでも急性副鼻腔炎の検出菌は，肺炎球菌が24.8％，インフルエンザ菌が22.9％，モラクセラ・カタラーリスが17.6％となっており，この3菌種で65.3％を占めている[2]。特に病原性の高い肺炎球菌とインフルエンザ菌は重要だが，モラクセラ・カタラーリスはβラクタマーゼを産生するため抗菌薬を処方する場合に注意が必要である。

② 急性鼻副鼻腔炎ガイドライン

　急性鼻副鼻腔炎診療におけるエビデンスのある治療指針としてガイドラインが2010年に作成され，さらに2015年は追補版が発表された[1]。ガイドラインでは症状スコアと鼻腔所見スコアからなるスコアリングシステムを用い重症度分類を行い，重症度に応じた治療を行うことを推奨している。成人のスコアリングは臨床症状として鼻漏および顔面痛／前頭部痛・圧迫感をそれぞれ0，1，2点で判定し，鼻腔所見として鼻汁・後鼻漏の性状，

量を漿液性，粘膿性少量，中等量以上でそれぞれ0, 2, 4点の得点をつけ加算することで，1〜3点を軽症，4〜6点を中等症，7〜8点を重症と評価する（**表1**）。成人急性鼻副鼻腔炎の軽症であればウイルス感染の可能性が高いと考え，5日間は抗菌薬を処方せず経過観察を行い，5日後に改善がない場合に抗菌薬を処方するよう推奨している。使用抗菌薬はアモキシシリン（AMPC；サワシリン®）を基本とするが，セフジトレン　ピボキシル（CDTR-PI；メイアクトMS®），セフカペン　ピボキシル（CFPN-PI；フロモックス®），セフテラム　ピボキシル（CFTM-PI；トロミン®）の常用量でもよい。前記抗菌薬で非改善例に対しては，AMPCの高用量（1,500mg/日），CDTR-PI，CFPN-PI，CFTM-PIの高用量，レスピラトリーキノロンやアジスロマイシン（AZM；ジスロマック®）などの投与が推奨されている（**図1**）。また同時に鼻処置を行い鼻汁の排泄を促し，さらにネブライザー療法などの局所治療を行うことで耐性菌の誘導を抑えながら治療効果をさらに上げることが推奨されている。

　中等症の場合はAMPCの高用量あるいはCDTR-PI，CFPN-PI，CFTM-PIの常用量の5日間投与から開始する。5日後に改善を認めな

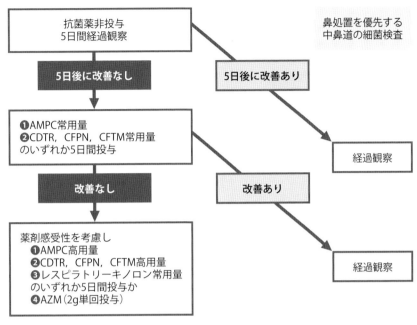

図1 急性鼻副鼻腔炎アルゴリズム（成人・軽症）

(文献1より改変)

かった場合は細菌培養検査の薬剤感受性を参考にしつつ軽症例における第3段階の治療が推奨され，それでも改善のない場合は薬剤感受性検査の結果を考慮して前記薬剤を別のものに変更するかCTRXの点滴投与が推奨される（図2）。上顎洞の自然口が閉塞している場合は薬物療法の効果が発揮されにくいので，鼻腔からの上顎洞穿刺洗浄を併用することも有効である。重症例では中等症の第二段階から処方が開始される（図3）。

細菌培養検査は結果が出るのに時間がかかるため肺炎球菌の迅速診断キットは治療方針の決定に有効だが，常在菌や死菌でも陽性となり，その結果判定には注意が必要である。急性鼻副鼻腔炎に対する抗菌薬の投与日数は，欧米では10〜14日間が一般的であるが，本邦ではガイドライン上第一選択薬から第二選択薬への変更を考慮して7〜10日間が適当とされている。

βラクタム系抗菌薬のうち特にペニシリン系抗菌薬は，高用量を使用することでペニシリン感性肺炎球菌（PSSP）やペニシリン耐性肺炎球菌（PRSP）にも有効であるため，これらの薬の高用量投与もガイドラインに含まれている。

3 急性咽頭・扁桃炎

急性扁桃炎の検出菌としては，A群β溶連菌，黄色ブドウ球菌，連鎖球菌群などのグラム陽性菌が多く見られる。全国サーベイランスではA群β溶連菌は29.8%の検出率であった[2]。A群β溶連菌感染の有無は迅速診断キットまたは細菌培養検査で行う。迅速診断キットはすぐに診断がつき治療方針を立てるのに有用であるが，保菌状態や死菌でも陽性とな

特集 | 診療科別 プロが示す『抗菌薬適正使用』の理論と実践

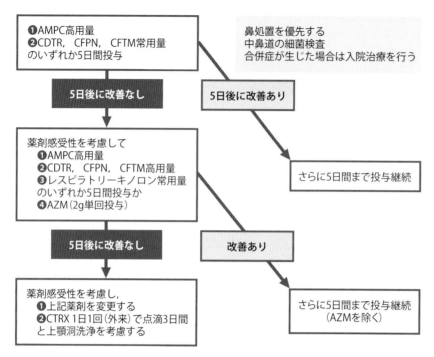

図2　急性鼻副鼻腔炎アルゴリズム（成人・中等症）

（文献1より改変）

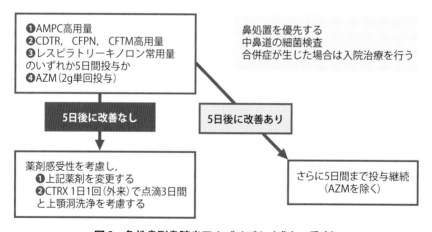

図3　急性鼻副鼻腔炎アルゴリズム（成人・重症）

（文献1より改変）

るためその解釈には注意が必要である。

A群β溶連菌感染は重症化しやすいのと同時にリウマチ熱や急性糸球体腎炎の合併が知られ，それゆえ欧米のガイドラインではA群β溶連菌感染の診断がつけばペニシリン系抗菌薬を10日間投与が推奨されているが，現在本邦ではリウマチ熱の合併は稀である。セフェム系抗菌薬の投与はペニシリン系抗菌

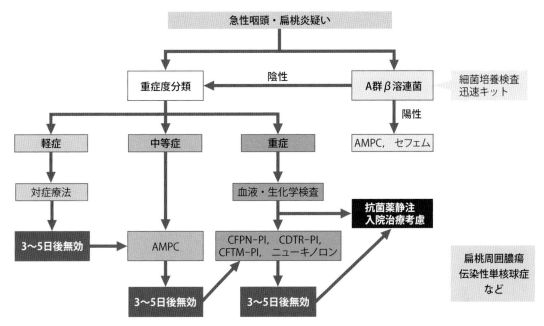

図4 急性咽頭・扁桃炎の治療方針

薬に比べて短期間投与で除菌率においても優れている。再燃率に差がないといった報告もみられ[3,4]，服薬アドヒアランスを考えてもセフェム系抗菌薬の投与は推奨されうる。

4 急性咽頭・扁桃炎の治療指針

急性咽頭・扁桃炎の治療に関して扁桃炎研究会から提唱されている『急性咽頭・扁桃炎診療ガイドライン（案）』では症状スコアと局所所見の咽頭・扁桃スコアによって重症度分類を行い，重症度に応じた抗菌薬を選択する[5]。スコアは症状スコアと咽頭・扁桃スコアからなり成人の症状スコアは日常生活の困難度を，さほど支障なし（0），支障あるが休むほどではない（1），仕事，学校を休む（2），咽頭痛・嚥下痛は，違和感または軽度（0），中等度（1），摂食困難なほど痛い（2），発熱は37.5℃未満（0），37.5℃〜38.5℃（1），38.6℃以上（2）となっている。咽頭・扁桃スコアは，咽頭粘膜の発赤・腫脹で発赤のみ（0），中等度（1），高度に発赤・腫脹（2）の3段階に分かれており，扁桃の発赤・腫脹も同様で発赤のみ（0），中等度（1），高度に発赤・腫脹（2）の3段階である。扁桃の膿栓は，なし（0），扁桃に散見される（1），扁桃全体（2）となり，6項目の合計スコアにより軽症（0〜3点），中等症（4〜8点），重症（9〜12点）に分けられる。

軽症例では，急性鼻副鼻腔炎と同様抗菌薬を投与しないで消炎鎮痛剤および局所療法で経過観察を行うのが望ましい。中等症では高い組織移行性を持つペニシリン系抗菌薬の使用が推奨される。重症例ではニューキノロン系抗菌薬あるいはCFPN-PIなどセフェム系抗菌薬の投与が勧められる（図4）。

抗菌薬の効果がみられない場合は扁桃周囲膿瘍への移行や伝染性単核球症などを疑う必

要がある。扁桃周囲膿瘍は炎症が扁桃被膜を超えて扁桃周囲間隙に膿瘍を形成する状態である。上極型なら患側軟口蓋が腫脹するため診断は比較的容易だが，下極型の場合は発見されにくく急性喉頭蓋炎や喉頭浮腫の合併もあり注意を要する。診断には視診，喉頭内視鏡の他造影CTが有用であり，膿瘍を形成していた場合は切開排膿を行った上で抗菌薬治療が必要となる。伝染性単核球症はEB（Epstein–Barr）ウイルスの初感染により起こり，思春期から若年青年層に好発する。高熱があり扁桃にべっとりとした白苔がつき，頸部リンパ節がるいると腫脹，肝機能障害などがあれば伝染性単核球症を疑いampicillin rushを予防するためペニシリン系抗菌薬の投与を控える必要がある。

おわりに

上気道炎を中心とした耳鼻咽喉科領域感染症は日常診療でよく遭遇する疾患であり，漫然とした治療がされがちであるが，細菌感染の有無や重症度分類を元に適切な治療を行うことにより抗菌薬の乱用や重症化，遷延化の予防につながる。

文献

1）急性鼻副鼻腔炎診療ガイドライン（追補板）. 日鼻誌 53（2）：51-153，2014

2）鈴木賢二，黒野祐一，池田勝久ほか：第5回耳鼻咽喉科領域感染症臨床分離菌全国サーベイランス結果報告. 耳鼻感染症・エアロゾル 3（1）：5-19，2015

3）Casey JR, Pichichero ME：Meta-analysis of cephalosporins versus penicillin for treatment of group A streptococcal tonsillopharyngitis in adults. Clin Infect Dis 38（11）：1526-1534，2004

4）Ozaki T, Nishimura N, Suzuki M et al：Five-day oral cefditoren pivoxil versus 10-day oral amoxicillin for pediatric group A streptococcal pharyngotonsillitis. J Infect Chemother 14（3）：213-218，2008

5）原渕保明：急性咽頭・扁桃炎診療ガイドライン（案）—扁桃炎研究会—. 化学療法の領域 22（3）：418-421，2006

特集 | 診療科別 プロが示す『抗菌薬適正使用』の理論と実践

消化器内科

坂本光男

川崎市立川崎病院 感染症内科　部長

Summary

消化管における感染症は下部消化管が中心であり，チフス性疾患と感染性腸炎に分類される。チフス性疾患では菌血症を併発するため適切な抗菌薬投与が必要となる。感染性腸炎の臨床像は急性下痢症とほぼ一致する。厚生労働省が発表した『薬剤耐性（AMR）アクションプラン』では，市中発症の急性下痢症に対して抗菌薬投与は原則として推奨されていない。細菌感染症には抗菌薬投与が必須という固定概念を払拭し，抗菌薬投与が本当に必要な症例を適切に鑑別していく力量が臨床医に求められている。

Key words

チフス性疾患，感染性腸炎，急性下痢症，薬剤耐性（AMR）アクションプラン

はじめに

消化器は呼吸器，尿路と並んで感染症の頻度の高い臓器である。消化器の感染症は大きく肝・胆道系・腹膜の感染症と消化管の感染症に分類される。消化管の感染症は上部消化管，下部消化管のいずれにもきたしうるが，頻度としては下部消化管が圧倒的に高い。下部消化管における感染症は一般的に腸管感染症と称される。ここでは腸管感染症に対する抗菌薬使用のポイントについて解説する。

1 腸管感染症の定義

腸管感染症とは，ヒトの消化管（主に下部消化管）に病原微生物が侵入・定着・増殖して発症する感染症である。通常は汚染された飲食物を介して経口的に感染するが，環境からの直接感染や性行為による感染も成立する。飲食物を介した腸管感染症は食・水系感染症とも称され，実態は食中毒と類似する。食中毒は飲食物の摂取に伴って発生する健康被害であり，原因となる因子には病原微生物のほかフグなどの自然毒も含まれる。また，食・水系感染症であっても散発例では原因食材を特定することが困難であることから，ボ

特集 診療科別 プロが示す『抗菌薬適正使用』の理論と実践

ツリヌス中毒など特殊な事例を除いては食中毒とは診定されない。通常は同一の食材によって複数の症例が発症した際に食中毒と診定される。

腸管感染症は発症機序の違いからチフス性疾患と感染性腸炎に分類される。チフス性疾患には腸チフスとパラチフスが含まれ，我が国における法律上の起因菌はそれぞれチフス菌とパラチフスA菌である。感染症法では3類感染症に規定される。腸管感染症ではあるが下痢をきたすことは少なく，主要症状は併発する菌血症に伴う持続する発熱である。比較的徐脈，脾腫，バラ診が3徴候とされるが，熟練していないと見分けるのは困難であり，これらが診断のきっかけになることは稀である。一方感染性腸炎では，一部の例外を除いて炎症は腸管局所にとどまる。原因となる病原微生物には細菌のみならずウイルス，原虫，寄生虫と多様であり，一部は感染症法上の3，4，5類感染症に規定され，さらには食品衛生法における食中毒指定病原体の指定も受けている。臨床像は病原体により多少異なるが，共通するのは下痢，悪心・嘔吐，腹痛といった胃腸炎症状である。腸管外症状としては，腸管出血性大腸菌感染症における溶血性尿毒症症候群（HUS），ボツリヌス菌感染症による球麻痺症状，非チフス性サルモネラ属菌感染症による感染性動脈瘤，化膿性脊椎炎・関節炎などが知られている。またカンピロバクター腸炎ではGuillain-Barre症候群との関連性が指摘されている[1]。

2 薬剤耐性（AMR）アクションプランにおける腸管感染症

新規の抗菌薬の開発が停滞するなかで，薬剤耐性菌の増加が問題となっている。薬剤耐性菌の増加の背景には，抗菌薬の不適切あるいは不必要な投与が多いことが推定されている。このため厚生労働省は平成28年（2016年）4月に『薬剤耐性（AMR）対策アクションプラン』を策定した[2]。我が国における抗菌薬の使用量は国際的な比較では必ずしも多くはないが，系統別にみると経口のセファロスポリン系薬，フルオロキノロン系薬，マクロライド系薬といった経口の広域抗菌薬に偏っていることが指摘されている。これらの事実に基づき，外来での経口抗菌薬の適正使用を推進するために，同省は平成29年（2017年）6月に『抗微生物薬適正使用の手引き（第1版）』を公表した[3]。この手引きは主に外来診療を行う医療従事者（特に医師）を対象としており，急性気道感染症および急性下痢症に対する抗菌薬投与の必要性に焦点が当てられている。急性下痢症の原因の90％以上は感染性腸炎で占められており，急性下痢症に対する治療方針は感染性腸炎の治療方針と同等であると考えて差し支えない。なお，本手引きではチフス性疾患に対する抗菌薬療法については言及されていない。

3 腸管感染症の治療方針[4]

腸管感染症に対する治療には全身状態の改善を図る対症療法と，原因となる病原微生物に対する抗菌薬投与がある。チフス性疾患では菌血症を併発するため抗菌薬投与を行わないと経過が遷延し，合併症の併発や致命的になることもあり，抗菌薬を投与することを原則とする。それに対し感染性腸炎では自然治癒傾向が強いため対症療法が優先され，基本的に抗菌薬投与は推奨されない。チフス性疾

患，感染性腸炎に対する共通の対症療法は補液である。まずは全身状態（体温，血圧，意識状態，脈拍，呼吸数など）の把握と脱水の程度の評価を行い，補液の必要性を判断する。経口摂取が可能な限り，経口補水液の摂取を優先する。水分の摂取が可能であれば，絶食にする必要はない。ただし極期には消化管の消化・吸収機能が低下しているので，易消化食とすることが望ましい。生菌整腸剤は病原微生物の定着を抑制し，腸内細菌のバランスを整える。ロペラミドなどの強力な止瀉剤は腸内容物の停滞を招き，かえって改善を遅らせることがあるので使用を控える。少なくとも筆者は，健常成人における感染性腸炎で強力な止瀉剤を用いなければならないほどの下痢が持続した症例を経験したことはない。腹痛に対しては鎮痙攣剤の投与を考慮するが，前述のごとく腸管蠕動を抑制することは好ましくないので，必要最低限とする。ノロウイルスが疑われる場合には吐物に大量のウイルスが含まれ二次感染のリスクとなるので，嘔気・嘔吐の強い場合には制吐剤の投与が望まれる。発熱に対しては解熱剤の投与は許容されるが，感染性腸炎では持続期間が短いため必要としないことも多い。チフス性疾患では解熱が抗菌薬の有効性の判断基準になるため，解熱剤による熱型の修飾に注意が必要である。

4 チフス性疾患に対する抗菌薬療法

　チフス菌・パラチフスA菌に対しては試験管内では多くの抗菌薬に感性を示すが，それらのすべてで臨床的な有用性が確認されているわけではない。例えばカルバペネム系薬やアミノグリコシド系薬は試験管内では優れた抗菌力を示すが，臨床的な有効性は確認さ

れていない。逆にアジスロマイシン（AZM；ジスロマック®）は試験管内では4〜16μg/mLと比較的高い最小発育阻止濃度（MIC）を示すが，臨床的には他剤が無効あるいは効果不十分であった症例でも有効性を発揮する。これはチフス菌・パラチフスA菌が細胞内寄生菌であること，感染巣が腸管から胆道系であることから，試験管内の抗菌力だけではなく，胆道系や細胞内への移行性が臨床効果と関連しているためと考えられる。その他にはクロラムフェニコール（CP；クロロマイセチン®），アンピシリン（ABPC；ビクシリン®），アモキシシリン（AMPC；サワシリン®），スルファメトキサゾール/トリメトプリム（ST；バクタ®）合剤，ニューキノロン系薬（NQ），セフトリアキソン（CTRX；ロセフィン®）は試験管内で感性と確認されれば，臨床的にも有効性が期待できる。1970年代まではCPやST合剤が第一選択薬として用いられてきたが，重篤な副作用があるうえ，再発や再排菌を完全には抑制できないことから，再治療を余儀なくされるなどの問題が残された。NQが開発，臨床応用されるようになった1980年代後半以降はNQが好んで用いられ，合併症や再発の頻度も低下し，チフス性疾患に対する標準的な抗菌薬療法としての地位を確立した。しかし2000年代以降，特にインド亜大陸からの輸入例を中心にNQ低感受性株が増加し，ときには耐性株も散見されるようになり，その有用性は急速に失われた。NQ低感受性あるいは耐性株に対してはCTRXの点滴，AZMが用いられ，一定の有効性は得られている。AZMは経口投与を原則とするが，注射剤も有効である。

　抗菌薬の開始にあたっては，検出菌の同定および感受性検査を優先し，経験的な抗菌薬

特集 | 診療科別 プロが示す『抗菌薬適正使用』の理論と実践

の投与は可能な限り避けるべきである。少なくとも筆者は，チフス性疾患で経験的な抗菌薬の投与を開始しないと生命の危険があるほどの重症例は経験したことがない。感受性検査にてNQ感性が確認されればNQを優先する。

●処方例
- CTRX 点滴静注 1回2g・1日1回・14日間[†]
- AZM 経口 1回500mg・1日1回・7日間[†]
  あるいは初日1回1,000mg・1日1回，2〜7日目1回500mg・1日1回[†]
- レボフロキサシン（LVFX；クラビット®）経口 1回500mg・1日1回・14日間

いずれの治療を選択しても治療終了後には感染症予防法の規定に基づき，菌の消失を確認する。

5 感染性腸炎に対する抗菌薬療法

基礎疾患のない健常成人に発症した場合には原則として抗菌薬投与は推奨されない。ただし抗菌薬の推奨の有無にかかわらず，糞便培養はきちんと採取すべきである。例外的に健常成人であっても血圧低下，意識レベルの低下，頻呼吸，頻脈，低酸素，高熱，低体温，悪寒戦慄などバイタルサインに著しい異常があり，菌血症や病巣感染の併発が疑われる場合には抗菌薬の投与を必要とする。基礎疾患として免疫不全（コントロールされていないHIV感染症，担癌患者，ステロイド・免疫抑制剤の投与など）を有する場合や人工物埋入手術歴（人工弁，人工血管，人工関節など）を有する場合，後期高齢者や乳幼児では前述のようなバイタルサインに著しい異常を認めなくても抗菌薬の投与を考慮する。

●処方例
① 起因菌判明前の経験的治療
- LVFX 経口 1回500mg・1日1回
② 起因菌として *Campylobacter* 属菌が想定される場合
- クラリスロマイシン（CAM；クラリス®）経口 1回200mg・1日2回
- AZM 経口 1回500mg・1日1回[†]
- ホスホマイシン（FOM；ホスミシン®）経口 1回500mg・1日4回
③ 意識障害などで経口摂取困難な場合
- LVFX 点滴静注 1回500mg・1日1回[†]
- シプロフロキサシン（CPFX；シプロキサン®）点滴静注 1回300mg・1日2回[†]

いずれの場合も初期投与は3日間程度とし，症状の改善度や血液・糞便培養の結果により，抗菌薬の終了を検討する。投与継続が必要と認められた場合には，起因菌の種類・薬剤耐性の有無などにより抗菌薬の変更・投与期間の延長を決定する。起因菌が分離・同定された場合には，必ず薬剤感受性検査の結果を確認する。菌種によっては試験管内での感受性結果と臨床効果に乖離がある場合がある。感性（S）と判定されていても，臨床的には無効の場合もあるので，薬剤感受性試験の結果のみで抗菌薬を選択することは避けるべきである。

起因菌が判明した場合の検出菌ごとの処方例は下記の通りである。

④ *Shigella* 属菌（赤痢菌）
- LVFX 経口 1回500mg・1日1回・5日間
  NQが耐性あるいは低感受性，アレルギーの場合
- AZM 経口 1回500mg・1日1回・3日間[†]
- FOM 経口 1回500mg・1日4回・5日間

⑤ コレラ毒素産生 *Vibrio cholera* O1 あるいは O139（コレラ菌）

コレラの重症化の要因は著しい水様下痢による脱水であるので，病態に応じた経口あるいは経静脈的な補液により水・電解質の管理を徹底する。抗菌薬の投与により排菌期間の短縮が期待できる。

● LVFX 経口 1 回 500mg・1 日 1 回・3 日間
　NQ が耐性あるいは低感受性，アレルギーの場合
● AZM 経口 1 回 500mg・1 日 1 回・3 日間[†] あるいは 1 回 1,000mg・1 回投与
● ドキシサイクリン（DOXY；ビブラマイシン®）経口 1 回 300mg・1 回投与

⑥ 腸管出血性大腸菌（Enterohemorrhagic *Escherichia coli*：EHEC）

ベロ毒素産生性の大腸菌であり，血清型は O157 が代表であるが，O26，O111，O145 など多彩な血清型が含まれる。抗菌薬投与の是非については賛否両論があり，現在でも統一の見解は得られていない。本邦では抗菌薬の有用性に肯定的な意見が多いが，欧米では否定的な意見が優勢である。十分に解明されたわけではないが，HUS の発症には抗菌薬投与以外にも年齢，性別，遺伝的背景など複数の因子が関与している可能性も考えられており，一概に抗菌薬の投与を禁忌とするには根拠は不十分である。投与するのであれば，消化器症状の出現から 3 日以内の早期に開始することが望ましい。

● LVFX 経口 1 回 500mg・1 日 1 回・3 日間
● FOM 経口 1 回 500mg・1 日 4 回・3 日間

⑦ *Salmonella* 属菌（チフス菌・パラチフス A 菌は除く）

● LVFX 経口 1 回 500mg・1 日 1 回
● LVFX 点滴静注 1 回 500mg・1 日 1 回[†]

（途中から経口薬への変更も可）
● CPFX 点滴静注 1 回 300mg・1 日 2 回[†]
● AZM 経口 1 回 500mg・1 日 1 回[†]
● CTRX 点滴静注 1 回 2g・1 日 1 回[†]

重症例でも腸炎のみであれば 3 日で十分であるが，菌血症では 14 日間，感染性心内膜炎，感染性動脈瘤，骨髄炎，化膿性関節炎，化膿性脊椎炎などの病巣感染では 4〜8 週の長期投与が必要となる（ただし，AZM を除く）。

⑧ *Campylobacter* 属菌

NQ は全く無効というわけではないが，感受性は良好ではないので，疑わしい場合には避けることが望ましい。糞便のグラム染色で，らせん状のグラム陰性桿菌を観察できれば早期診断に有用である。

● CAM 経口 1 回 200mg・2 回・3〜5 日間
● AZM 経口 1 回 500mg・1 日 1 回・3 日間[†]

⑨ *Vibrio parahaemolyticus*

抗菌薬の投与は有症期間や排菌期間の短縮には寄与しないとされ，抗菌薬の投与は推奨されない。

⑩ *Vibrio vulnificus*

慢性肝炎や肝硬変などの肝疾患を基礎疾患として有する症例では，菌血症や壊死性筋膜炎をきたすことがあり，早急な抗菌薬投与が必要である。壊死性筋膜炎に対しては切開・排膿などの外科的処置が必要となることもある。

● LVFX 1 回 500mg・1 日 1 回・経口あるいは点滴静注[†]
● CTRX 点滴静注 1 回 2g・1 日 1 回[†]＋ミノサイクリン（MINO；ミノマイシン®）点滴静注 1 回 100mg・1 日 2 回[†]

投与期間は病態に応じ 14 日間以上必要である。

特集 │ 診療科別 プロが示す『抗菌薬適正使用』の理論と実践

⑪ *Plesiomonas* ／ *Aeromonas* ／ *Yersinia* 属菌

重症例においてのみ抗菌薬の投与を考慮する。

●LVFX 経口 500mg・1 日 1 回・3 日間†

菌血症併発時には投与期間を 14 日間に延長する。

●AZM 経口 1 回 500mg・1 日 1 回・3 日間†

†：保険適用外

おわりに

感染性疾患に対する治療の関心は，強毒菌による市中感染症から弱毒菌による日和見・院内感染症へと移行している。消化器内科の領域でも例外ではない。50 年以上の歴史を誇る日本感染性腸炎学会は，主な研究対象を市中発症の感染性腸炎や旅行者下痢症としていたが，会員数や協賛企業の減少から平成29 年（2017 年）末で閉会を余儀なくされた。伝染病予防法が廃止され，感染症法が施行されて 20 年あまりが経過した。細菌性赤痢やコレラ，腸チフスなどが法定伝染病であった時代の臨床を経験しているのも我々が最後の世代となった。このような時代の変化に伴い，腸管感染症に対する抗菌薬療法の考え方も変化していかなければならない。しかし実際には漫然と不必要な抗菌薬投与が行われ続けている。細菌感染症には抗菌薬を投与しなければならないという固定観念が払拭できていない臨床医は多い。ここで今一度AMRアクションプランの意義を正しく理解し，腸管感染症に限らず抗菌薬の適正使用を実践していかなければならない。

文献

1 ）Allos BM：*Campylobacter jejunii* infections as a cause of the Gullain-Barré syndrome．Infect Dis Clin North Am 12（1）：173-184，1998

2 ）厚生労働省：薬剤耐性（AMR）対策アクションプラン，2016 http://www.mhlw.go.jp/file/06-Seisakujouhou-10900000-Kenkoukyoku/0000120769.pdf

3 ）厚生労働省健康局結核感染症課：抗微生物薬使用の手引き（第 1 版），2017 http://www.mhlw.go.jp/file/06-Seisakujouhou-10900000-Kenkoukyoku/0000166612.pdf

4 ）坂本光男，細田智弘：腸管感染症．抗菌薬パーフェクトガイド（渡辺　彰編），ヴァンメディカル，東京，2016，p226-233

特集 | 診療科別 プロが示す『抗菌薬適正使用』の理論と実践

消化器外科

丸山　弘[*]・吉田　寛[**]
日本医科大学多摩永山病院 外科　＊講師　＊＊教授／院長

Summary

　消化器外科手術では術後 SSI の発症が他の外科手術よりも多く発症する。術野汚染菌は
腸管由来の腸内細菌が主で，手術部位により異なる。予防抗菌薬の選択は手術部位により
変える必要がある。投与期間は耐性菌の出現を考慮し，手術侵襲の高い手術で長くて 48 時
間までである。重症の腹膜炎などの治療抗菌薬は，対象となる起炎菌が多種にわたるため，
カルバペネム系抗菌薬など強力かつ広域スペクトラムを有する薬剤が必要である。しかし
長期投与は耐性菌の出現や院内伝搬の恐れが出てくるので，早期の適正な de escalation
が必要である。迅速診断としてグラム染色の利用とアンチバイオグラムの組み合わせで積
極的な de escalation が有用である。

Key words

腸内細菌，予防抗菌薬，グラム染色，アンチバイオグラム

はじめに

　外科手術症例における周術期の感染は，手術部位感染（Surgical Site Infection：SSI）と，手術野以外に発症する遠隔部位感染（remote infection）に分類される。SSI の発症は術野の汚染菌によって発症し，消化器外科手術では SSI の発症率が他の外科手術より高い（**図1**）[1]。遠隔部位感染は消化器外科においては肺炎，尿路感染，中心静脈カテーテル感染（CA-BSI）などが代表的である。常在菌の豊富な消化管を扱う消化器外科領域では腸内細菌の影響を強く受け，手術部位によって腸内細菌の種類や菌量が違う。上部消化管ではグラム陽性球菌が多く，下部消化管では嫌気性菌，グラム陰性桿菌が多く存在する（**図2**）[2]。予防抗菌薬はこれら術野を汚染する可能性のある菌に対し抗菌活性を持っていなければならない。よって消化器外科手術における，SSI 発症予防抗菌薬は手術部位別にその選択を変えなければならない。

　日本における予防抗菌薬投与は日本化学療法学会／日本外科感染症学会から『術後感染予防抗菌薬適正使用のための実践ガイドライ

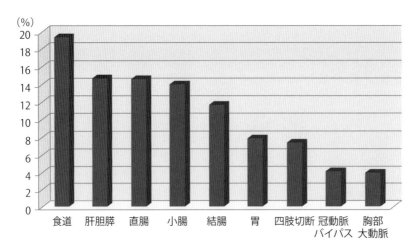

図1　手術手技別SSI発症率（JANIS，2016年1月～12月）

（文献1より改変・作図）

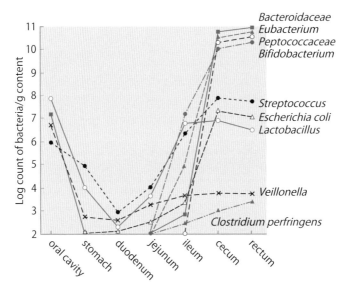

図2　消化管の細菌種類と細菌数

（文献2より）

ン』[3]が2016年に発表され，現在多く施設でこのガイドラインに則した投与が行われている．消化器外科においては待機手術のみではなく，消化管穿孔による腹膜炎などの創分類ClassⅣの手術も行われ，原因の除去やドレナージと共に予防抗菌薬投与ではなく感染症治療抗菌薬投与が必要であり，治療成績に重要な役割を占めている．感染症治療抗菌薬投与の際には耐性菌の出現を考慮し，厳格な適正使用が望まれる．そこで本稿では待機消

化器外科手術における手術部位別の予防抗菌薬の適正使用について日本のガイドラインに準じて解説し，次に SSI 発症時の治療抗菌薬の投与法と重症腹膜炎時の抗菌薬治療の実際について提示する。

1 消化器外科における術後感染予防抗菌薬適正使用

❶ 上部消化管手術

　上部消化管手術では逆流性食道炎手術やアカラシア手術は消化管を開放しないため，Class I に分類され，セファゾリン（CEZ；セファメジン®）の単回投与が推奨される。食道手術は術後 SSI の発症率が，胃全摘や幽門側胃切除術に比べ高い。食道手術の代用食道として胃管を使用する場合は，ターゲットとなる細菌は胃手術に準じ黄色ブドウ球菌や皮膚常在菌となり CEZ が選択される。代用食道として結腸を使用する場合は，大腸手術に準じて嫌気性菌をカバーできるセフメタゾール（CMZ；セフメタゾン®）。フロモキセフ（FMOX；フルマリン®），CEZ＋メトロニダゾール（MNZ；フラジール®，アネメトロ®）を術後 48 時間までとされる。食道手術は長時間かつ侵襲が大きいために投与期間は単回から術後 48 時間とされる。幽門側胃切除術は CEZ の単回投与から 24 時間までであるのに対し，胃全摘は幽門側胃切除術より SSI の発症率が高いため，CEZ またはアンピシリン/スルバクタム（ABPC/SBT；ユナシン®–S）を24 時間までとされる。

❷ 下部消化管手術（結腸・直腸）

　結腸・直腸の腸管内常在菌は，嫌気性菌である *Bacteroides* 属やグラム陰性桿菌である *Escherichia coli* を中心とした腸内細菌科細菌

である。これらの菌により術野が汚染されるために，嫌気性菌およびグラム陰性桿菌に抗菌活性のあるセファマイシン系抗菌薬の CMZ や FMOX が予防抗菌薬として使用される。また近年，*Bacteroides* 属の CMZ 耐性が問題となっており，CEZ＋MTN の投与も推奨されている。投与回数は単回投与と複数回投与で有意差が無い報告や[4]，複数回投与が有意に SSI を減少させた報告[5]もあり一定しない。よって経口抗菌薬を投与しない場合，ガイドラインでは単回に限定されておらず 24 時間から72 時間までの投与となっている。

　術前経口抗菌薬の投与においては，経静脈投与単独と比べ経口抗菌薬併用が有意に SSI を減少させたという上乗せ効果が報告されている[6]。いくつかのメタアナリシスでは経口抗菌薬の前日投与のみで SSI は 6.7％と非投与の 12.1％と上乗せ効果を認めた[7]。また日本からも Hata らの報告[8]で，前日の経口投与で有意な上乗せ効果を認めている。2016 年WHO の SSI ガイドライン[9]でも，機械的腸管洗浄を行った場合，静脈投与のみの予防抗菌薬投与は推奨されておらず，必ず経口抗菌薬［主に MTN，カナマイシン（KM；カナマイシン®）］を併用するように強く勧告されている。

❸ 肝胆膵手術

　腹腔鏡下胆嚢摘出術においては，術中の汚染度も低く CEZ が選択され，術前単回の投与が推奨されている。一方，開腹胆嚢摘出術は高リスクとされ 24 時間までの投与とされている。また胆道再建を伴わない肝切除術では CEZ，FMOX，セフォチアム（CTM；パンスポリン®）の 24 時間までの投与を推奨している。術中に曝露される胆汁については術前うっ滞による胆道感染が無ければ，一過性の通過細

菌であり汚染度が軽度であるからである。

　胆道再建を伴う肝切除術や膵頭十二指腸切除術では術中の腸管の曝露により汚染度が高く 48 時間までの投与が推奨されている。

　消化器外科手術全般において近年，盛んに行われるようになっている内視鏡外科手術は，いずれの手術部位や術式においても SSI は軽減されると報告されている。米国疾病管理予防センター（CDC）の SSI ガイドライン[10]や世界保健機関（WHO）の SSI ガイドライン[9]では予防抗菌薬は内視鏡外科，開腹にかかわらず創を一次閉鎖した場合，術後予防抗菌薬は必要としないと勧告している。今後日本においてもさらに投与期間に短縮が見込まれるものと考える。

② 術後手術部位感染に対する抗菌薬治療

　SSI のうち表層・皮下脂肪までの表層 SSI では創の切開・ドレナージで十分である。それ以深の SSI に対して治療抗菌薬投与が必要になる。その選択に最も大切なことは起炎菌を想定することである。SSI の起炎菌は，前述した予防抗菌薬が術中単回から 48 時間程度投与されており，菌交代現象が起きて予防抗菌薬に対する耐性菌が多い。

❶ 上部消化管手術

　上部消化管の常在菌数は $10^3/mL$ と比較的少ない。菌種はグラム陽性菌である *Staphylococcus aureus*, *Staphylococcus epidermidis*, *Streptococcus* 属が多い。しかし口腔内に嫌気性菌が存在することや食道手術で代用食道として結腸を使用した際などは嫌気性菌による SSI が発症する。よって SSI 治療抗菌薬は重症度や手術の内容により嫌気性菌もカ

バーすることを念頭において，CMZ や ABPC/SBT を使用し，重症例ではカルバペネム系抗菌薬も考慮すべきである。また上部消化管には *Candida* 属が常在しており感染検体から分離されることがある。しかし SSI で *Candida* 属が起炎菌になっている可能性は低く，グラム染色での貪食状況や，β-D グルカンの値などを参考にした上で抗真菌薬投与を検討すべきである。

❷ 下部消化管手術

　下部消化管手術後 SSI において，抗菌薬治療が必要な場合は一般に菌量が多くまた腸内細菌や嫌気性菌による複数菌による感染症が多い。中等症と判断されれば FMOX，CMZ で良いと考えられるが，重症であればカルバペネム，第四セフェム系抗菌薬の適応になる。嫌気性菌に対するクリンダマイシン（CLDM；ダラシン®）は感受性が低く，中等症で他剤と併用で使用される。

❸ 肝胆膵手術

　この領域で問題になることは胆道再建を伴う肝切除と膵頭十二指腸切除術後の縫合不全である。起炎菌としてはグラム陰性桿菌，腸球菌，緑膿菌などが多く，嫌気性菌の関与は比較的少ない。肝離断面からの少量の胆汁漏はドレナージで十分であるが，胆管空腸吻合や膵空腸吻合の縫合不全の場合は重症と判断し，胆汁移行はやや悪いもののカルバペネム系抗菌薬やタゾバクタム/ピペラシリン（TAZ/PIPC；ゾシン®）の投与を考慮する。

③ 重症腹膜炎に対する適切な抗菌薬治療の実際

　消化器外科手術における抗菌薬治療で難渋する疾患は，下部消化管穿孔などによる重症

表1 当院の外科SSI起炎菌グラム陽性球菌のアンチバイオグラム（2016年）

	菌名	株数	ABPC	MPIPC	CEZ	CTM	CTRX	FMOX	IPM	MEPM	ABK	MINO	TEIC	VCM	LZD	LVFX
グラム陽性球菌（GPC）	S. aureus (MRSA)	3	0	0	0	0		0	0		100	67	100	100	100	0
	S. aureus	4	50	100	100	100		100	100		100	100	100	100	100	75
	S. Epidermidis (MRCNS)	5	0	0	0	0		0	0		0	100	100	100	100	60
	S. Haemolyticus (MRCNS)	1	0	0	0	0		0	0		0	100	100	100	100	0
	Coag Neg Staphylococcus (CNS)	1	100	100	100	100		100	100		0	100	100	100	100	0
	Group G Streptococcus	1														
	β-Streptococcus sp.	1	100			0	0			100		0	100			0
	S. pneumoniae (PISP)	1	0			0	100			100		0	100			0
	Streptococcus sp.	16	92			0	100			100		83	100			100
	E. faecalis	25	100	0	0	0		0	100		0	40	100	100	100	96
	E. faecium	17	18	0	0	0		0	0		0	24	100	100	100	6
	E. avium	4	75	0	0	0		0	0		0	25	100	100	100	75
	E. raffinosus	2	0	0	0	0		0	0		0	50	100	100	100	100
	Enterococcus sp.	1	0	0	0	0		0	0		0	0	100	100	100	0

単位（%）

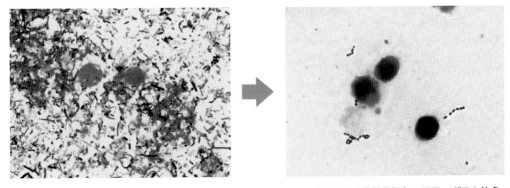

腹膜炎手術時の膿汁グラム染色　　　　　　　　カルバペネム系抗菌薬投与4日目のグラム染色
多種類の菌種が多く存在。　　　　　　　　　　　グラム陽性球菌のみ。

図3　グラム染色による起炎菌の想定

腹膜炎や筋膜炎である．日本医科大学多摩永山病院（当院）では，グラム染色を積極的に利用しde escalationを行って病態に即した薬剤選択をしている．下部消化管穿孔による腹膜炎症例の開腹時腹水はほぼ便汁で，大量の腸内細菌が起炎菌となっている．グラム染色でも多くの菌種が存在しており（表1），当初から救命のためにカルバペネム系抗菌薬やTAZ/PIPCなど広域スペクトラムを有した強力な抗菌薬治療が必要である．手術により確実なドレナージができていれば3〜4日で菌交代現象が起き，第一選択したカルバペネム

系抗菌薬に対する耐性菌が残る。これを培養のみで薬剤感受性まで確認をすると，検体提出から3〜4日間，つまりカルバペネム系抗菌薬を投与してから約1週間を要する。投与開始から4日毎に培養と同時にグラム染色を施行すると，**図3**のようにグラム陽性球菌のみであることが迅速に判定できる。この時点で当院ではアンチバイオグラムを利用して抗菌薬の de escalation を実施している。消化器外科領域の膿汁からのグラム陽性球菌は腸球菌が多いので，バンコマイシン（VCM；塩酸バンコマイシン®）またはリネゾリド（LZD；ザイボックス®）を投与する。耐性菌出現の観点からも，グラム染色による菌の早期想定とアンチバイオグラムを利用した適切な抗菌薬選択および変更が重要である。

文献

1）厚生労働省院内感染対策サーベイランス事業（JANIS）：SSI部門 公開情報，2015年1月から12月期報

2）光岡知足：プレバイオティクスと腸内フローラ．腸内細菌誌 16（1）：1-10，2002

3）日本化学療法学会／日本外科感染症学会 術後感染予防抗菌薬適正使用に関するガイドライン作成委員会：術後感染予防抗菌薬適正使用のための実践ガイドライン，公益社団法人日本化学療法学会／一般社団法人日本外科感染症学会，東京，2016

4）Ahn BK, Lee KH：Single-dose antibiotic prophylaxis is effective enough in colorectal surgery. ANZ J Surg 83（9）：641-645, 2013

5）Fujita S, Saito N, Yamada T et al：Randomized, multicenter trial of antibiotic prophylaxis in elective colorectal surgery：single dose vs 3 doses of second-generation cephalosporin without Metronidazole and oral antibiotics. Arch Surg 142（7）：657-661, 2007

6）Lewis RT：Oral versus systemic antibiotic prophylaxis in elective colon surgery：a randomized study and meta-analysis send a message from the 1990s. Can J Surg 45（3）：173-180 2002

7）Bellows CF, Mills KT, Kelly TN et al：Combination of oral non-absorbable and intravenous antibiotics versus intravenous antibiotics alone in the prevention of surgical site infection after colorectal surgery：a meta-analysis of randomized control trials. Tech Coloproctol 15（4）：385-395, 2011

8）Hata H, Yamaguchi T, Hasegawa S et al：Oral and Parenteral Venous Pareteral Antibiotic Prophylaxis in Elective Laparoscopic Colorectal Surgery：A Phase 3, Multicenter, Open-label, Randomized Trial. Ann Surg 263（6）：1085-1091, 2016

9）WHO：Global guidelines for the prevention of surgical site infection http://www.who.int/gpsc/global-guidelines-web.pdf

10）Berríos-Torres SI, Umscheid CA, Bratzler DW et al：Centers for Disease Control and Prevention Guideline for the Prevention of Surgical Site Infection, 2017. JAMA Surg 152（8）：784-791, 2017

特集｜診療科別 プロが示す『抗菌薬適正使用』の理論と実践

泌尿器科

髙橋　聡

札幌医科大学医学部 感染制御・臨床検査医学講座　教授

Summary

　性感染症，特に尿道炎では，主要な原因微生物は限られているので，淋菌性尿道炎と非淋菌性尿道炎の鑑別が重要である。淋菌性尿道炎に対してはセフトリアキソンが，非淋菌性尿道炎に対しては，まずは，クラミジア性尿道炎を想定して治療する。尿路感染症は，主として *Escherichia coli* を標的として抗菌薬の選択を考えるが，耐性菌の可能性，そして，難治性・再発を繰り返す因子の存在を念頭におく。

Key words

　尿道炎，*Neisseria gonorrhoeae*，尿路感染症，*Escherichia coli*，ESBL

はじめに

　泌尿器科領域で『抗菌薬適正使用』の理論と実践を述べるとすれば，性感染症と（主として複雑性）尿路感染症についてであろう。性感染症，特に尿道炎については選択すべき抗菌薬が限られることから，診断法が重要となる。また，尿路感染症については，耐性菌への対応が中心となる。

1 性感染症

❶ 感染の機会を確認する

　尿道炎を疑って外来を受診する患者は，多くの場合，性的パートナーとの性交，また，性風俗での性交が感染の契機となっており，いわゆる，"chance for STI"を確認する。経腟性交でのみ感染すると考えている患者もいるが，口腔性交も感染の機会であると伝える。性風俗による感染なのか，性的パートナーが婦人科を受診して *Chlamydia trachomatis*（クラミジア・トラコマティス），*Neisseria gonorrhoeae*（ナイセリア・ゴノレア），*Trichomonas vaginalis*（トリコモナス・バジナーリス）による感染を指摘されたのか，を確認する。性的パートナーが感染しているのであれば，そちらの治療も必要になる。

❷ 尿道炎は，淋菌性と非淋菌性に分けて考える

　臨床症状・所見は，尿道炎の鑑別に多いに

役立つ。淋菌性尿道炎の臨床症状は，強い排尿痛，亀頭部の発赤，外尿道口から排出する混濁した白色，もしくは，黄白色の尿道分泌物を認める。下着に膿が付着し，また，排膿を認めるなどの自覚症状がある患者では，外来診療時に陰茎を根本からしごくと膿の排出を認める場合がある。一般的には，自他覚症状は，非淋菌性尿道炎とは異なる。非淋菌性尿道炎ではいずれも程度が軽い。亀頭部の発赤はほぼ認めない。排尿痛も比較的軽度であり，混濁していない透明な漿液性の排膿を自覚する。ただし，自覚症状がない，外来診療時には膿を認めない，など，無症状に近い患者も多い[1]。

❸ 微生物学的検査により診断に近づく

外来で，検尿を行う。淋菌性尿道炎は，沈渣で多数の白血球を認める。往々にして，彗星のような形状の白血球も認める。

淋菌性尿道炎の診断には，*N. gonorrhoeae* の同定・検出が必須である。最も有用なのが外尿道口からの分泌物塗抹または初尿沈渣標本のグラム染色（もしくは，単染色）・鏡検であり，好中球内外の（グラム陰性）（双）球菌を観察する。この鏡検による診断は，最も簡便であり外来で実施可能な迅速診断法である。ただし，淋菌性尿道炎の3割程度にクラミジア性尿道炎も合併している。

次に，分離培養法にて *N. gonorrhoeae* を分離し，抗菌薬感受性試験を行う。現状では，*N. gonorrhoeae* に対する有効な抗菌薬は極めて限られてきていることから，培養法と抗菌薬感受性試験は必須である。培養は，炭酸ガス環境下（CO_2：3〜5%）で35℃，24〜48時間で判定する。

症状の程度が軽い症例では，鏡検による診断が困難な場合がある。診断に迷うようであ

れば，核酸増幅法を用いた検出キットを用いて淋菌の検出を行う。核酸増幅法を用いた検出キットは感度が極めて高いことから淋菌が存在していれば診断は可能である。また，非淋菌性尿道炎の代表的な原因菌である *C. trachomatis* との同時検出も可能である。

❹ *N. gonorrhoeae* が検出された患者の治療

淋菌性尿道炎に対する推奨治療法は，いずれも静注もしくは筋注の単回投与である。セフトリアキソン（CTRX；ロセフィン®）は咽頭感染にも有効であるとされており，最も推奨される。投与量は，1g（静注）である[2]。咽頭感染の可能性がなければ（ただし，検査をしなければ明らかにならない場合が多いが），スペクチノマイシン（SPCM；トロビシン®）（筋注）も有効である（**表1**）。

以前は，ペニシリン系抗菌薬が有効であったが，完全に耐性化し，さらに，フルオロキノロン系抗菌薬も耐性化した。最近の三学会合同抗菌薬感受性サーベイランス事業の報告では，淋菌の抗菌薬感受性は，CTRX は 100%，ベンジルペニシリン（PCG；ペニシリン G カリウム®）は 0%，セフィキシム（CFIX；セフスパン®）は 89.3%，レボフロキサシン（LVFX；クラビット®）は 20.1% である[3]。現状では，ペニシリン系，経口セファロスポリン系とフルオロキノロン系抗菌薬は治療に用いるべきではない。経口抗菌薬では，アジスロマイシン（AZM；ジスロマック®）2g（ドライシロップ）は，淋菌性尿道炎・子宮頸管炎に対して保険適用の薬剤であり，有効な症例も多く存在し，臨床現場で治療に用いられている。しかし，海外からの耐性淋菌の報告が出てきていること，さらに，日本国内でも治療不成功例が報告[4]されてきており，推奨されない。

表1　尿道炎に対する推奨治療法

抗菌薬	投与経路	1回投与量	1日投与回数	投与期間
淋菌性尿道炎				
CTRX	静注	1g	1回	1日
SPCM	筋注	2g	1回	1日
非淋菌性尿道炎				
AZM	経口	1g	1回	1日
AZM（2g 製剤）	経口	1g	1回	1日
CAM	経口	200mg	2回	7日
MINO	経口	100mg	2回	7日
DOXY	経口	100mg	2回	7日
LVFX	経口	500mg	1回	7日
TFLX	経口	150mg	2回	7日
STFX	経口	100mg	2回	7日

CAM；クラリスロマイシン（クラリス®・クラリシッド®）
DOXY；ドキシサイクリン（ビブラマイシン®）　　TFLX；トスフロキサシン（オゼックス®）

（文献 5 より改変・作表）

❺ *N. gonorrhoeae* が検出されない患者の治療

非淋菌性尿道炎の治療は，複雑になる。非淋菌性尿道炎の原因微生物は，約 5 割が *C. trachomatis* であり，最も頻度が高い。その他の原因微生物は，*Mycoplasma genitalium*（マイコプラズマ・ジェニタリウム），*Ureaplasma urealyticum*（ユレアプラズマ・ユレアリティカム），Adenovirus（アデノウイルス），Herpes simplex virus（単純ヘルペスウイルス）などである。このうち，尿を検体として，保険診療で検出が可能なのは，*C. trachomatis* のみである。

現在の核酸増幅法による検査では，結果の報告まで数日を要する。つまり，初診時には，検査結果が判明していないことから，治療は，原因微生物の検出頻度確率に従うことになるので，*C. trachomatis* に感受性のある抗菌薬を処方することとなる[5]（**表1**）。

非淋菌性尿道炎で留意すべきなのは，非淋菌性尿道炎の原因微生物の 1～2 割程度で検出される *M. genitalium* に対する治療である。従来は，AZM が有効であったが，海外と同様に AZM の有効率は著しく低下している。さらに，*C. trachomatis* に有効である LVFX とミノサイクリン（MINO；ミノマイシン®）の有効率も低い。したがって，非淋菌性尿道炎に対して標準治療が無効であった場合には，他の抗菌薬よりは *M. genitalium* に有効なシタフロキサシン（STFX；グレースビット®）を追加処方することになる。

② 尿路感染症

❶ 抗菌薬選択に影響する患者背景

抗菌薬選択の判断の根拠として患者背景を評価する。潜在的な尿路の，もしくは，全身の基礎疾患を有する可能性は，閉経後の女性

で高くなる。つまり，難治性や再発を繰り返すような複雑性尿路感染症の可能性を念頭におく。複雑性尿路感染症では，一般的に，その原因菌は抗菌薬耐性傾向が強くなる。さらに，過去に何らかの抗菌薬投与を受けた可能性も同様に高くなる。実際，年齢が高くなるほど，抗菌薬の感受性が低下しているとされている。したがって，閉経後の女性では，分離菌の抗菌薬感受性低下により，治療が不成功となる可能性がある。一方，閉経前の女性では潜在的な尿路の，もしくは，全身の基礎疾患を有する可能性が低い。また，原因菌が抗菌薬耐性である可能性も低い。ただし，若い女性では，性交が尿路感染症再発の原因となり得る。そして，*Escherichia coli*（大腸菌）以外で，分離頻度は低いが原因菌として分離される *Staphylococcus saprophyticus*（スタフィロコッカス・サプロフィティカス）は，フルオロキノロン系抗菌薬に対する感受性が良好である一方で，セファロスポリン系抗菌薬には，10％程度の耐性化が認められる[6]。

❷ 急性単純性膀胱炎

① 単純性尿路感染症であっても，複雑性尿路感染症の可能性を忘れない

問診，検査所見，臨床症状などから急性単純性膀胱炎と診断しても，標準治療に対して難治，もしくは，再発を繰り返す場合には，複雑性尿路感染症の可能性を考慮する。複雑性尿路感染症かもしれないという可能性を疑う意識がなければ，いわゆる潜在的な基礎疾患検索において，正確な診断の遅れにつながる。

② 急性単純性膀胱炎の原因菌の抗菌薬感受性

主要な原因菌である *E. coli* では，全体としてフルオロキノロン系抗菌薬と（経口）セファロスポリン系抗菌薬の耐性化は10％程

度である。ペニシリン系抗菌薬の耐性化は30％に達している。スルファメトキサゾール/トリメトプリム（ST；バクタ®）合剤の耐性化も15％程度である。近年，extended-spectrum beta lactamase（ESBL）産生 *E. coli* の分離頻度が漸増してきているが，ESBL 産生 *E. coli* に対しては，ペニシリン系・（経口）セファロスポリン系・（経口）フルオロキノロン系抗菌薬は無効であるが，ファロペネム（FRPM；ファロム®），STFX，ホスホマイシン（FOM；ホスミシン®）の感受性は良好である[6]。

③ 根拠に基づいた抗菌薬投与法

① （経口）フルオロキノロン系抗菌薬

尿路分離 *E. coli* に対する耐性化は3〜10％程度である。前述したように閉経後の女性ではさらに高い耐性率であり，適切な投与の対象ではない。*E. coli* 以外で，分離頻度は低いが原因菌として分離される *S. saprophyticus* は，フルオロキノロン系抗菌薬，FRPM，ST合剤の感受性が良好である。また，フルオロキノロン系抗菌薬は，過去の多くの研究から，3日間投与が有効である。したがって，*E. coli* と *S. saprophyticus* に共に有効であり，比較的短期間の内服で十分な効果が得られることから，妊娠状態ではない閉経前の女性に対して適している抗菌薬と考えられる。

② （経口）セファロスポリン系抗菌薬

全体としての *E. coli* に対する耐性化は10％程度である。前述したように閉経後の女性では耐性化を念頭に置く必要がある。過去の多くの研究から，7日間投与が有効である。妊娠中でも投与可能であり，比較的安全性が高い。したがって，7日間の内服ができる女性に対して適している抗菌薬と考えられる。また，若い女性で，子宮頸管炎との鑑別が難しい場合には，*C. trachomatis* に無効な抗菌薬

を投与することも，後の対応において診断の助けになる。これは，後述する ST 合剤も同様である。

③その他の抗菌薬

ペネム系抗菌薬の FRPM は，*E. coli* と *S. saprophyticus* に対する感受性が良好であり，急性単純性膀胱炎にも有効である。さらに，ESBL 産生 *E. coli* にも感受性を有しており，臨床的にも有効であるとの報告[7,8]もある。

FOM は，*E. coli* の感受性が良好であり，1 回 1g，1 日 3 回，2 日間の投与で十分とされている[9]。ただし，*S. saprophyticus* に対する耐性率は 10％程度である。

ST 合剤は，全国のサーベイランスでは，大腸菌に対して 15％程度の耐性率であるが，地域や施設によっては良好な感受性を示している。*S. saprophyticus* に対しても感受性は良好である。投与期間は，3 日間で良い。短期間の投与なので，血液異常は認めないように思うが，発疹，掻痒感，めまい・ふらふら感，痺れ感，震え，脱力・倦怠感など患者が自覚するような副作用は決して少なくない。副作用について，他の抗菌薬も同様ではあるが，処方時に伝えたほうが親切である。自施設の抗菌薬感受性を確認し，良好であれば選択して良い。ただし，適応症が，「複雑性膀胱炎」と「腎盂腎炎」，さらに「他剤耐性菌による上記適応症において，他剤が無効又は使用できない場合に投与すること」と記載されており，この点は，念頭に置く必要がある。

④ 全国的なサーベイランスで傾向を知り，施設や地域のサーベイランスで適正に選択する

現状では，市中感染症であり，単純性尿路感染症である急性単純性膀胱炎においても，いくつかの抗菌薬が耐性化の傾向を示している。このように有効な抗菌薬が限られてきている現状では，施設や地域の感受性に応じて，また，抗菌薬感受性を経時的に監視しつつ，治療法を選択すべきだろう。

❸ 急性複雑性腎盂腎炎

① 重症尿路感染症は，尿路閉塞の有無を把握する

臨床において重症尿路感染症として重要なのは，尿路に基礎疾患を有し，全身の基礎疾患を有し，または，尿路カテーテルが留置され，そして，尿路閉塞を伴う急性腎盂腎炎である。尿路閉塞による腎盂内圧の急激な上昇により，容易に菌血症となる。したがって，尿路閉塞解除処置（カテーテルの交換，腎瘻造設，ステント挿入など）と同時に抗菌化学療法を行うこととなる。

② 原因菌

原因菌としては，単純性尿路感染症とは異なり，グラム陽性球菌が分離される頻度が高くはなるが，しかしながら，グラム陰性桿菌，その中でも *E. coli* の分離頻度は高い。複雑性尿路感染症の原因菌となる *E. coli* の抗菌薬感受性はペニシリン系，セファロスポリン系の一部，フルオロキノロン系抗菌薬で低下している。このような重症例では，感受性が良好な *E. coli* が原因になる場合が多いものの，キノロン耐性 *E. coli*，ESBL 産生 *E. coli* が原因になる確率も高くなる[9]ので，それらも考慮しつつ，抗菌薬も選択される。

③ 根拠に基づいた抗菌薬投与法

E. coli の確率が高いという前提で，キノロン耐性 *E. coli* を疑うならば，CTRX，セフェピム（CFPM；マキシピーム®），セフォゾプラン（CZOP；ファーストシン®），そして，ESBL 産生 *E. coli* を疑うならば，タゾバクタム/ピペラシリン（TAZ/PIPC；ゾシン®），イ

ミペネム/シラスタチン（IPM/CS；チエナ
ム®），メロペネム（MEPM；メロペン®）など
である[10]。いずれも，可能な限り高用量で投
与する。このような初期治療を行うことは，
培養結果により，de-escalation することが前
提である。

治療開始時には，状態によっては脱水のた
めに腎機能障害を疑う検査所見が得られるこ
とがあるが，補液などにより改善することが
期待される場合には通常量を投与する。

すでに，前医で抗菌薬が投与され，受診時
には細菌が分離されないことも経験するが，
最初の治療としては，前述の内容で開始し，
次の段階でもう一度検討することになる。

投与期間は，14 日間程度が推奨されてい
る。ただ，この病態では，菌血症の状態に進
展している。その意味では，血液培養での分
離菌の種類，中心静脈カテーテルやポートの
有無などで投与期間を判断したほうがわかり
やすい。

文献

1 ）Takahashi S, Takeyama K, Kunishima Y et al：Analysis of clinical manifestation of male patients with urethritis. J Infect Chemother 12（5）：283-286, 2006

2 ）淋菌感染症，性感染症 診断・治療ガイドライン 2016. 日性感染症会誌 27（1）：53-61, 2016

3 ）Hamasuna R, Yasuda M, Ishikawa K et al：The second nationwide surveillance of the antimicrobial susceptibility of *Neisseria gonorrhoeae* from male urethritis in Japan, 2012-2013. J Infect Chemother 21（5）：340-345, 2015

4 ）Yasuda M, Ito S, Hatazaki K et al：Remarkable increase of *Neisseria gonorrhoeae* with decreased susceptibility of azithromycin and increase in the failure of azithromycin therapy in male gonococcal urethritis in Sendai in 2015. J Infect Chemother 22（12）：841-843, 2016

5 ）性器クラミジア感染症，性感染症 診断・治療ガイドライン 2016. 日性感染症会誌 27（1）：62-66, 2016

6 ）Hayami H, Takahashi S, Ishikawa K et al：Nationwide surveillance of bacterial pathogens from patients with acute uncomplicated cystitis conducted by the Japanese surveillance committee during 2009 and 2010：antimicrobial susceptibility of *Escherichia coli* and *Staphylococcus saprophyticus*. J Infect Chemother 19（3）：393-403, 2013

7 ）Hamasuna R, Tanaka K, Hayami H et al：Treatment of acute uncomplicated cystitis with faropenem for 3 days versus 7 days：multicenter, randomized, open-label, controlled trial. J Antimicrob Chemother 69（6）：1675-1680, 2014

8 ）Fujino K, Hiyama Y, Uehara T et al：The efficacy of faropenem for patients with acute cystitis caused by extended spectrum beta-lactamase producing *Escherichia coli*. J Infect Chemother 23（5）：336-338, 2017

9 ）Matsumoto T, Muratani T, Nakahama C et al：Clinical effects of 2 days of treatment by fosfomycin calcium for acute uncomplicated cystitis. J Infect Chemother 17（1）：80-86, 2011

10）Takahashi S, Kurimura Y, Takeyama K et al：Efficacy of treatment with carbapenems and third-generation cephalosporins for patients with febrile complicated pyelonephritis, J Infect Chemother 15（6）：390-395, 2009

特集 | 診療科別 プロが示す『抗菌薬適正使用』の理論と実践

小児科

岩田 敏

国立研究開発法人国立がん研究センター中央病院 感染症部 感染症部長／慶應義塾大学医学部 特任教授

Summary

小児感染症の適正治療を考えていく上で最も重要な点は，感染症の原因は何か，病巣はどこにあるのか，について常に考えながら診療する姿勢である。例えば発熱という症状の中から，重症感染症や感染症以外の原因による発熱を見逃してはならない。

成長期にある小児では，感染症の種類，診断，治療の面で成人では見られない特徴があるため，これらの点を十分に考慮して抗菌薬を選択する必要がある。

抗菌薬の選択に当たっては，小児感染症で頻度の高い原因菌と薬剤感受性を念頭においた上で，小児に対する用法・用量の定められた抗菌薬，すなわち小児に対して適応を有する抗菌薬を選択する。

Key words

小児の発熱，小児感染症，抗菌薬適正使用，耐性菌，ガイドライン

---

1 小児の発熱と感染症

小児における発熱の基準は，一般に腋窩温で37.5℃以上，直腸温で38℃以上とされており，2歳になるまでに，平均4〜6回の発熱のエピソードを持つといわれている。小児科外来に受診する小児の約75％は感染症の患者であり，多くが発熱を伴っている。そのうちの75％程度が呼吸器感染症であり，多くはウイルス性感染症である感冒などの上気道炎で，中耳炎が5％，肺炎が3％程度を占めている。呼吸器感染症以外の感染症では胃腸炎や発疹性疾患が多く，敗血症・髄膜炎のような重症感染症の頻度は高くはないが，日常診療の場においては，ありふれた発熱という症状の中から，重症感染症や感染症以外の原因による発熱を見逃してはならない。

小児の発熱の鑑別診断としては**表1**に示したような疾患があげられる。通常の急性発熱では，感染症であることがほとんどであるので，感染症を中心に鑑別診断を進めていくが，感染症に対する治療が無効であったり，発熱が長引いたりする場合には，感染症以外の疾患を念頭において，鑑別診断の範囲を広げて

特集 │ 診療科別 プロが示す『抗菌薬適正使用』の理論と実践

表1 小児の発熱の原因

- 感染症
- 川崎病
- 膠原病
- 血液疾患・悪性腫瘍
- 脱水
- 環境温度由来
- 中枢神経障害（頭蓋内圧亢進，脳腫瘍）
- その他（甲状腺機能亢進，心因性）

いくことになる。日常良く遭遇する感染症以外の疾患としては，川崎病が重要であり，鑑別診断のポイントは眼球充血・口唇発赤・苺舌，皮疹などの粘膜皮膚症状と頸部リンパ節腫脹である。膠原病や血液疾患・悪性腫瘍の場合は，皮疹，関節症状，肝脾腫などの理学的所見以外に鑑別診断のための血液検査，画像検査が必要となる。

発熱のある小児を診察した場合に見逃してはならない感染症は，生命予後および神経学的予後に影響のある髄膜炎，脳炎，菌血症・敗血症，重症肺炎などの重症感染症，手術が必要な外科的感染症である急性虫垂炎，不適切なマネージメントが長期予後に影響する尿路感染症である。重症感染症を見逃さないためのポイントは，全身状態，意識状態，呼吸状態の把握で，発熱に全身状態の悪化，意識レベルの低下，呼吸困難を伴っているような場合は要注意であり，鑑別診断のための検査を進める必要がある。発熱に腹痛を伴っている場合は急性虫垂炎の鑑別が重要であり，必要に応じて血液検査，腹部超音波検査，腹部造影 CT などの検査を行って診断する。尿路感染症は確実に診断し，膀胱尿管逆流などの尿流障害を伴っていないかどうかの判断をする必要がある。呼吸器症状のない発熱患者では検尿を行って尿路感染症の有無を鑑別する

ことが重要である。また生後 3 ヵ月未満の乳児の発熱では，重症細菌感染症を伴っている可能性が高くなるので，そのつもりで診断・治療を行う必要がある[1,2]。一方，生後 3 ヵ月以後の感染巣不明の発熱患者でも，一定の確率で血液培養が陽性となることも知っておく必要がある[3]。

小児の発熱と感染症を考えていく上で最も重要な点は，発熱の原因がどこにあるのかについて常に考えながら診療する姿勢である。

2 小児感染症の特徴

成長期にある小児では，細菌感染症の種類，診断，治療の面で成人では見られない，いくつかの特徴があるため，小児，新生児の感染症に対する化学療法を考える場合，これらの点を十分に考慮して抗菌薬を選択する必要がある[4-6]（表2）。特に年齢や疾患により頻度の高い原因菌が異なる傾向がある点，原則として小児，新生児に対する体内動態，有効性，安全性が判明している抗菌薬を使用しなくてはならない点の 2 点は重要で，常に意識しておく必要がある。

また新生児期には，局所における感染防御機構が未熟なために，気道，消化管，皮膚などの局所での細菌の増殖から容易に全身感染症に発展する傾向が強いので注意が必要である。通常新生児に感染徴候が認められた場合には，速やかに微生物検査を行った上で，結果が判明する前に早めに治療を開始することが望ましい。一般に生後 3～4 ヵ月以内の新生児・乳児の感染症は重症化することが少なくないので，適切な微生物検査を行うことなく外来で安易に経口抗菌薬を投与することは避けるべきであり，抗菌薬の投与が必要であ

表 2　小児感染症の特徴

1）感染症の種類における特徴

- 急性症が多い。
- 小児に多い感染症がある（細菌性髄膜炎，急性中耳炎，伝染性膿痂疹など）。
- 生まれ付き持っている病態と関連した感染症がある。
  - ― 免疫不全症候群と反復性感染症
  - ― 膀胱尿管逆流・腎盂尿管移行部狭窄などの尿流障害と尿路感染症
  - ― 先天性心疾患と感染性心内膜炎
- 常在細菌叢の発達が未熟な新生児では局所の感染が全身に広がりやすい。

2）感染症の診断における特徴

- 感染部位に特異的な臨床症状を示さない（特に新生児，乳児）。
- 理学的所見が分かりにくい。
- 想定される感染部位からの検体採取が難しい（喀痰，尿，血液）。
- 年齢により頻度の高い原因菌が異なる（肺炎，細菌性髄膜炎，菌血症・敗血症）。

3）感染症の治療における特徴

- 使用できる抗菌薬が制限されている（原則として小児への適応が認められている薬剤を使用）。
- 年齢によって体内動態が異なる（特に新生児，乳児）。
- 小児に多い副作用がある。
  - ― 腸内細菌叢の変動に伴う下痢
  - ― テトラサイクリン系薬による歯牙の黄染
  - ― 幼若動物におけるキノロン系薬による関節障害（ヒトでは証明されていない）

（文献 4-6 より作表）

ると判断された症例に対しては，微生物検査，血液生化学的検査，尿検査などを実施し，感染症の種類，重症度を適切に判断した上で使用するべきである。

③ 小児感染症の原因菌

小児感染症の主な原因菌は**表 3**に示したとおりである[4,6-8]。このうち年齢により頻度の高い原因菌が異なる傾向を示すのは肺炎，菌血症・敗血症，髄膜炎の各疾患で，特に新生児期の原因菌は乳児期以降の小児とはかなり異なっている。

咽頭炎・扁桃炎の多くはウイルス性である。細菌性では A 群溶血性レンサ球菌（GAS）が重要である。

急性中耳炎は，多くの場合ウイルス性上気道感染に引き続いて，肺炎球菌，インフルエンザ菌などの細菌により惹起される場合が多い。

肺炎では前述のとおり年齢により原因となる主要な微生物が異なっている点が特徴である。一般に，5〜6 歳未満の乳幼児では RS ウイルス，ヒトメタニューモウイルスなどによるウイルス性および肺炎球菌，インフルエンザ菌，黄色ブドウ球菌などによる細菌性が多く，5〜6 歳以上の年長児では肺炎マイコプラズマの頻度が多くなる[7]。

尿路感染症では，小児の単純性尿路感染症の原因菌は，ほとんどが大腸菌である。尿流障害などを伴う複雑性尿路感染症の場合も大腸菌が主体であるが，他の腸内細菌科細菌や，ブドウ糖非発酵菌（緑膿菌），腸球菌などが原因となる場合がある。

特集 | 診療科別 プロが示す『抗菌薬適正使用』の理論と実践

表3 小児感染症の主な原因菌

1.	**咽頭炎・扁桃炎**：A群溶血性レンサ球菌
2.	**中耳炎**：肺炎球菌，インフルエンザ菌
3.	**喉頭炎**：インフルエンザ菌
4.	**気管支炎**：肺炎球菌，インフルエンザ菌，トラコーマ・クラミジア（新生児・早期乳児），肺炎クラミジア（幼児・学童），肺炎マイコプラズマ（幼児・学童）
5.	**肺炎**：肺炎球菌，インフルエンザ菌，黄色ブドウ球菌（新生児・乳児），B群溶血性レンサ球菌（新生児），大腸菌（新生児），緑膿菌（コンプロマイズドホスト），トラコーマ・クラミジア（新生児・早期乳児），肺炎クラミジア（幼児・学童），肺炎マイコプラズマ（幼児・学童）
6.	**百日咳**：百日咳菌
7.	**尿路感染症**：大腸菌，その他の腸内細菌科細菌，緑膿菌（複雑性尿路感染症），腸球菌（複雑性尿路感染症）
8.	**腸管感染症**：カンピロバクター，サルモネラ，病原大腸菌
9.	**皮膚軟部組織感染症**：黄色ブドウ球菌，A群溶血性レンサ球菌
10.	**菌血症・敗血症，髄膜炎**：B群溶血性レンサ球菌（新生児），大腸菌（新生児），肺炎球菌，インフルエンザ菌 type b（Hib）*

* Hibワクチン導入後Hibによる侵襲性感染症は激減している。

（文献 4,6-8 より作表）

菌血症・敗血症では，肺炎球菌，インフルエンザ菌 type b（Hib），黄色ブドウ球菌，サルモネラ菌，大腸菌，B群溶血性レンサ球菌（GBS）などが中心となる。新生児期から生後2ヵ月前後まではGBSと大腸菌が多いが，それ以降では，巣症状がはっきりせず中毒症状に乏しい，いわゆるoccult bacteremiaも含めて，肺炎球菌が最も多い。細菌性髄膜炎も月齢，年齢によって頻度の高い原因菌が異なる点は，菌血症・敗血症と同様である。すなわち，新生児期から生後2ヵ月前後までの間はGBSと大腸菌が多く，それ以後は肺炎球菌，Hibが多くなる。5歳を過ぎるとHibによる細菌性髄膜炎は見られなくなり，肺炎球菌が中心となる。我が国では髄膜炎菌による細菌性髄膜炎は稀である。

なお小児に対する肺炎球菌結合型ワクチン（PCV）およびHibワクチンの導入後，我が国でも肺炎球菌およびHibによる小児の侵襲性感染症は減少しており，特にHibによる侵襲性感染症の減少は著明である[8]。

④ 小児感染症における耐性菌

小児の侵襲性感染症の主要な原因菌である肺炎球菌，インフルエンザ菌ではペニシリン結合タンパク（PBP）の変異によりβ-ラクタム系薬に感受性の低下したペニシリン耐性肺炎球菌（PRSP），β-ラクタマーゼ非産生アンピシリン耐性インフルエンザ菌（BLNAR）が問題となってきたが，肺炎球菌に関しては，小児に対するPCVの導入により，最近のPRSPの分離頻度は低下しつつある[9]。黄色ブドウ球菌ではメチシリン耐性黄色ブドウ球菌（MRSA），大腸菌をはじめとする腸内細菌科細菌では基質特異性拡張型β-ラクタマーゼ（ESBL）産生による第3／4世代セファロスポリン系薬耐性菌やメタロβ-ラクタマーゼなどのカルバペネマーゼ産生などによるカルバペネム系薬耐性菌（CRE）が成人と同様に問題視されている。また肺炎マイコプラズマではリボゾームRNAの点変異によりマクロライド系薬に耐性化したマクロライド耐性肺

炎マイコプラズマ（MRMP）の増加が問題となっている[10]。

⑤ 小児感染症に対して抗菌薬を選択する際の注意点

小児感染症における抗菌薬の選択に当たっては，疾患別の主要原因菌と薬剤感受性を念頭においた上で，小児に対する用法・用量の定められた抗菌薬，すなわち小児に対して適応を有する抗菌薬を選択する必要がある。我が国で市販されている注射用抗菌薬の多くは小児における体内動態，有効性，安全性の検討が行われ，小児に対する適応を持っているので，各薬剤の小児の用法・用量に従って使用する。一般に小児では体重当たりの投与量が成人の常用量に比して多くなるが，この場合成人での最大投与量を越えないのが原則である。中には小児で検討した成績がなかったり不十分であったりしたために，小児への適応を持たない薬剤もあるので注意が必要である。一方経口用抗菌薬に関しては，細粒やドライシロップなどの小児用製剤のある薬剤はいずれも小児に対する適応を持っているが，小児用製剤のない薬剤は小児への適応を持たない場合が多いので注意が必要である。小児への適応があるかどうかについては，小児の用法・用量の記載があるかないかで判断ができる。すなわち，小児の用法・用量の記載のない薬剤は，小児に対する適応を持っていない薬剤と考えて良い。このような薬剤は，臨床上どうしても必要な場合を除き使用を避けるようにする。また細粒やドライシロップなどの経口小児用製剤においては，服用性についても配慮する必要がある。いくら優れた抗菌薬でも，患児が嫌がって服用してくれなく

ては投与した意味がなくなってしまうからである。一般に苦味のある製剤，粒子が粗くざらつきのある薬剤は小児に嫌われる傾向が強い。特にマクロライド系薬は原体の苦味が強く，小児用製剤では甘味を付けたコーティングで苦味をマスクしてはいるが，服用時に口腔内でコーティングが溶けると，患児が強い苦味を感じてしまい，服薬を拒否される場合があるので注意が必要である。

⑥ 小児感染症における抗菌薬適正使用

有効性・安全性を担保し，薬剤耐性菌の増加を抑制するための抗菌薬適正使用は，小児においても成人と同様に重要である。

抗菌薬適正使用の原則は，抗菌薬が必要な病態か否かを適切に判断し，真に抗菌薬が必要な症例に対して，適切な抗菌薬を，適切な用法・用量で，必要な投与期間（可能であればなるべく短い期間）投与することである。そのためには，適切な臨床診断と病因診断は不可欠であり，臨床症状・理学的所見・画像検査などから感染部位を推定し，抗菌薬の投与開始前に想定される感染部位からの培養検体をできる限り採取することが重要である。抗菌薬の選択に当たっては前述した小児感染症の特徴を考慮した上で，年齢・感染部位から想定されるいくつかの原因菌に対して，それらを広くカバーできる抗菌薬をまずは開始し（経験的治療），追って報告される培養結果などを用いて，より守備範囲の狭い抗菌薬への変更を検討する（de-escalation）。また患者の基礎疾患や年齢，重症度などを評価しながら，適切な治療法，治療期間を判断する。

小児に対する抗菌薬適正使用のポイントを**表4**に示した。

特集 診療科別 プロが示す『抗菌薬適正使用』の理論と実践

表4 小児に対する抗菌薬適正使用のポイント

1）抗菌薬の適応となる病態に対してのみに使用する。
（注：ウイルス感染症には使用しない）
2）抗菌薬の投与開始前に，血液培養など感染部位と考えられる部位からの培養検査をできる限り実施する。
3）初期治療に使用する抗菌薬は，患児の年齢，感染部位から，原因として頻度の高い細菌を想定して選択する。
4）原因菌が判明後は，できる限り狭域の抗菌薬を使用する（de-escalation）。
5）原則として小児に対する用法・用量の確立している抗菌薬（小児に対する適応を有する抗菌薬）を使用する。
6）推奨される投与期間を確保する。

7 実際の治療法・処方例

　具体的な治療法・処方例については，多岐にわたるため，日本感染症学会・日本化学療法学会が発刊している『JAID/JSC感染症治療ガイド・ガイドライン』，日本小児感染症学会・日本小児呼吸器学会が発刊している『小児呼吸器感染症診療ガイドライン』などのガイドラインを参考にしていただきたい。一例として小児の咽頭炎に対する治療法・処方の考え方を以下に示す。

＜小児の咽頭炎に対する治療法・処方の実際＞

❶発熱，咽頭痛，頸部リンパ節腫脹，著明な咽頭発赤などの症状・所見からGASによる咽頭炎を疑う。

❷咽頭ぬぐい液を採取し，GAS迅速診断を実施する。

❸陽性であればGASによる咽頭炎と診断し，抗菌薬を投与する。

❹処方例：アモキシシリン（AMPC；サワシリン®）40mg/kg/日 分3 経口投与 10日間。

❺処方された抗菌薬は指示通り服薬するように指導する。

おわりに

　以上，小児感染症に対する抗菌薬適正使用について述べた。

　有効性・安全性を担保し，薬剤耐性菌の増加を抑制するための抗菌薬適正使用は，小児においても成人と同様に重要である。小児感染症においても，きちんと鑑別診断を行った上で，抗菌薬が必要であれば，想定される原因菌に対して有効な抗菌薬の中から，小児に対する適応を有し，かつ有効性・安全性の高い薬剤を選択して，適切な期間投与することが重要である。

文献

1）Baraff LJ：Management of fever without source in infants and children. Ann Emerg Med 36（6）：602-614, 2000

2）Lopez JA, McMillin KJ, Tobias-Merrill EA et al：Managing fever in infants and toddllers. Postgrad Med 101（2）：241-252, 1997

3）西村龍夫，吉田 均，深澤 満ほか：小児科外来におけるocculta bacteremia の前方視的調査. 日児誌 108（4）：620-624, 2004

4）岩田 敏：小児科領域感染症の特殊性. 清水喜八郎，山口惠三編，ビジュアル抗菌薬治療マニュアル第3版，日本臨床社，大阪，1998, p177-178

5）岩田 敏：新生児・未熟児における化学療法. 清水喜八郎，山口惠三編，ビジュアル抗菌薬治療マニュアル第3版，日本臨床社，大阪，1998, p155-160

6）岩田 敏，砂川慶介：抗生物質療法の実際. 特殊な患者，特殊な領域での抗生物質療法のポイントと注意点. 小児，

新生児. 抗生物質療法ガイド　感染症に対する実践的診療のために，和田　攻，大久保昭行，永田直一ほか編，文光堂，東京，1996, p387-390

7) Okada T, Morozumi M, Sakata H et al：A practical approach estimating etiologic agents using real-time PCR in pediatric inpatients with community-acquired pneumonia. J Infect Chemother 18 (6)：832-840, 2012

8) Shinjo M, Yamaguchi Y, Iwata S：Pediatric bacterial meningitis in Japan, 2013-2015‒ 3-5 years after the wide use of *Haemophilus influenzae* type b and *Streptococcus pneumoniae* conjugated vaccines. J Infect Chemother 23 (7)：427-438, 2017

9) Okada T, Sato Y, Toyonaga Y et al：Nationwide survey of *Streptococcus pneumoniae* drug resistance in the pediatric field in Japan. Pediatr Int 58 (3)：192-201, 2016

10) Morozumi M, Iwata S, Hasegawa K et al；Acute Respiratory Diseases Study Group.：Increased macrolide resistance of *Mycoplasma pneumoniae* in pediatric patients with community-acquired pneumonia. Antimicrob Agents Chemother 52 (1)：348-350, 2008

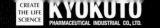

体外診断用医薬品
届出番号 08A2X00006000043

クラスI 細菌検査用シリーズ
薬剤感受性（真菌）キット

酵母真菌薬剤感受性キット

ASTY
(Antifungal Susceptibility Testing of Yeasts)

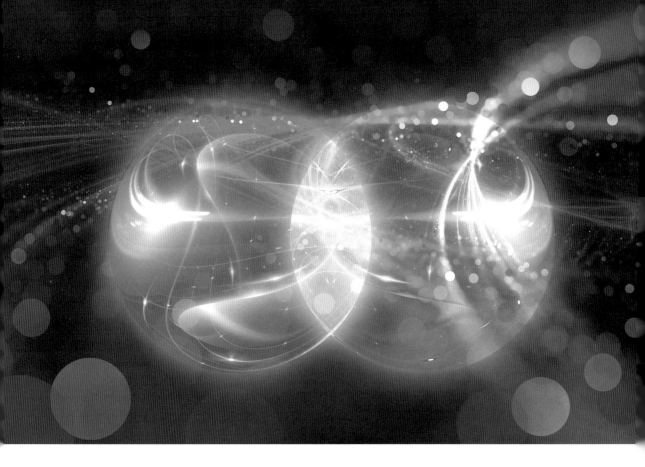

- CLSI M27-A3と高い相関があります
- 新たに抗真菌剤であるカスポファンギン（CPFG）を追加しました
- 培地色調変化を観察するため、判定が容易です

【お問い合わせ先】 〒103-0024　東京都中央区日本橋小舟町7-8
TEL：03-5645-5664　FAX：03-5645-5703
URL：http://www.kyokutoseiyaku.co.jp/

 極東製薬工業株式会社

小特集

NTM（非結核性抗酸菌）症の治療は今のままでよいのか？

―パラダイムシフトを探る！―

本企画の狙い〜NTM症治療のパラダイムシフトを目指して〜

　NTM（非結核性抗酸菌）症の診断基準は変遷を重ねている。1976年の非定型抗酸菌症研究協議会および1985年の国立療養所非定型抗酸菌症共同研究班の診断基準は厳密であり，contaminationやcolonizationを厳しく除外しようとするあまり，勢い，初期の軽症例が漏れ，その後，悪化・死亡する例もみられた。1998年／2003年の日本結核病学会の基準は，緩やかになった1997年のATS（米国胸部学会）の基準に準拠しており，初期の軽症例が拾い上げられ，治療適応例が増えることとなったが，ここまでは，診断の確定≒治療開始時期と考えてよい。ところが，2008年の日本結核病学会・日本呼吸器学会の基準は，2007年のATS/IDSA（米国感染症学会）の基準を受けてさらに緩やかになり，加えて，診断基準から「臨床症状あり」の条項が外された。治療開始時期は主治医の判断に委ねられることとなり，これが今日のNTM症治療の混迷の一つの原因とも考えられる。現場では，緩くなった細菌学的基準と画像所見で診断が確定したら，臨床症状があろうがなかろうが，すぐに治療を開始する例が増えてきたのである。

　しかし，標準治療を始めても，すぐに排菌が陰性化する例や全く反応しない例，陰性化してもしばらくすると再排菌する例があり，また，臨床症状が全くない例から鎮静化と増悪を繰り返す例，反応せずに次第に増悪していく例，あるいは無治療で長く経過観察中に突然増悪する例まで様々である。こうした治療反応性や経過の不均一性はなぜ起こるのであろうか？　また，せっかく標準治療を行っても，その一翼を担うリファンピシンには多くの薬物との相互作用があって使用困難な例もある。戸惑いと悩みは大きいが，我々はここで大きく視点を変える必要があるのではないだろうか？　本企画では，これらの問題点に対するパラダイムシフトを探るべく，4名の先生から，菌側の因子，薬物治療の問題点，そして我々の忘れがちな栄養と免疫の視点から執筆していただく。NTM症治療の新しい展開を願うものである。

2018年3月

感染と抗菌薬　編集主幹
東北大学加齢医学研究所抗感染症薬開発寄附研究部門　教授
渡辺　彰

小特集 | NTM（非結核性抗酸菌）症の治療は今のままでよいのか？―パラダイムシフトを探る！

原因菌の遺伝子解析による治療反応性および予後の予測

菊地利明

新潟大学大学院医歯学総合研究科 呼吸器・感染症内科学分野　教授

Summary

　肺 Mycobacterium avium 症は，肺非結核性抗酸菌症の主要な病態である。これまで我々は，肺 M. avium 症患者から分離培養された原因菌を遺伝子解析し，その患者の治療反応性や予後を予測することを目指してきた。その結果，多型縦列反復配列法による菌遺伝子型は，その菌株が由来する肺 M. avium 症患者の病態と関連していることが示唆された。同様の報告は，肺 Mycobacterium abscessus 症でも報告されている。原因菌の遺伝子解析から，肺非結核性抗酸菌症の治療反応性や予後を予測できるようになることが今後期待される。

Key words

　肺 MAC 症，多型縦列反復配列，主成分分析，樹形図分析

はじめに

　肺非結核性抗酸菌症の患者数が最近増えてきており，そのほぼ 9 割が Mycobacterium avium あるいは Mycobacterium intracellulare による肺 M. avium complex（MAC）症である[1]。さらに肺 MAC 症は，胸部画像所見から，大きく二つの病型に分けられる[2]。上葉を中心とした空洞病変と浸潤影を呈する線維空洞型と，中葉と舌区を中心とした小結節と気管支拡張を呈する結節・気管支拡張型である。近年診断される肺 MAC 症のほとんどは，結節・気管支拡張型である。線維空洞型のほぼすべての症例は 1 年ほどの経過で病状が進行する

表 1　肺 MAC 症の予後不良を示唆する臨床的特徴

- 男性　　● 高齢
- 全身性もしくは呼吸器系の併存疾患
- 非結節・気管支拡張型の胸部画像
- Body Mass Index < 18.5kg/m^2
- 貧血　　● アルブミン低値
- 赤血球沈降速度 ≧ 50 mm/hour
- 喀痰の抗酸菌塗抹陽性

（文献 3-5 より作表）

のに対し，結節・気管支拡張型の進行具合は症例によって様々である。そのため，肺 MAC 症の予後に関連する臨床的特徴が，いくつかの後方視的研究によってまとめられている（表 1)[3-5]。これに対し我々は，原因菌の遺伝子

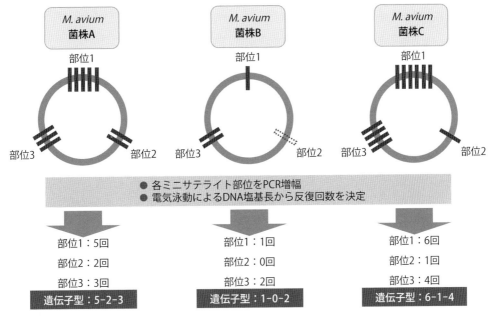

図1 菌遺伝子型解析の原理

ゲノム上のミニサテライト部位（部位1・2・3と例示）をPCRで増幅し，電気泳動によってDNA塩基長を計測した。それぞれのミニサテライト部位におけるDNA塩基長から，反復配列の反復回数を決定した。反復回数の組み合わせ（菌株A「5-2-3」，菌株B「1-0-2」，菌株C「6-1-4」と例示）は菌株毎に異なっており，これを菌の遺伝子型として用いた。

解析から治療反応性や予後を予測することを試みてきた。以下本稿では，その概要を紹介する。

1 遺伝子解析の原理

多型縦列反復配列（VNTR：Variable Number Tandem Repeats）法で，原因菌の遺伝子を解析した（図1）。M. aviumのゲノムは5メガ塩基対で，その中に500ヵ所ほどの縦列反復配列（ミニサテライト）部位が散在している。ミニサテライト部位内ではほぼ同じ配列が縦列に何回か繰り返しており，その反復回数は菌株毎に異なっている。そこで，16ヵ所のミニサテライト部位に注目し，各部位をPCR増幅した。そのDNA塩基長を電気泳動によって測定し，ミニサテライト部位毎の反復回数を決定した。こうして得られた16個の反復回数（整数値）の組み合せを，各菌株固有の遺伝子型として，菌株を分類した。

2 治療反応性の予測

肺MAC症の治療として，クラリスロマイシン（CAM；クラリス®，クラリシッド®）を主薬とする多剤化学療法が行われる[2,3]。これによって菌の陰性化が期待できるのは，70％程度の症例である。どのような症例が化学療法の効果をより期待できるのかはわかっていない。そこで我々は，6ヵ月以上化学療法を行った肺M. avium症59例を対象に，原因菌の遺伝子型と治療反応性との関連を解析した[6]。まず59例から検出したM. avium菌株の遺伝子型を調べ，主成分分析を行った（図2）。そ

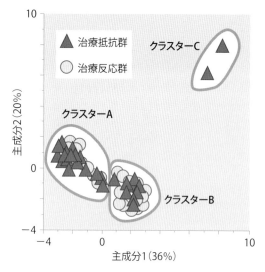

図2 菌遺伝子型と治療反応性との関連解析

肺 M. avium 症患者の原因菌について，遺伝子型を主成分分析したところ，3つのクラスターに分けられた。「治療抵抗群」患者由来の菌株はクラスターAとCに，「治療反応群」患者由来の菌株はクラスターBにそれぞれ集積する傾向を認めた。

(文献6より改変)

の結果，M. avium 菌株は三つのクラスターに分類された。治療後に喀痰の抗酸菌培養が陰性となり，かつ胸部画像が改善した症例を「治療反応群」，この二つの要件のいずれかを満たさなかった症例を「治療抵抗群」と定義すると，クラスターAとCには「治療抵抗群」患者由来の菌株が，クラスターBには「治療反応群」患者由来の菌株が有意に集積していた。すなわち，治療反応性と菌遺伝子型との関連が示唆された。

3 予後の予測

肺MAC症，特にその主要な病型である結節・気管支拡張型は，病勢が症例毎によって大きく異なる。そのため，診断後早期の化学療法を要する症例か否かを見極めることが，臨床的課題となっている[2,3]。そこで我々は，肺 M. avium 症と診断後，1年以内に化学療法が開始となった症例を「増悪群」，化学療法が開始されず経過観察となった症例を「安定群」とし，その原因菌の遺伝子型を樹形図分析した (図3)[7]。その結果，「増悪群」患者由来の菌株はクラスターFに，「安定群」患者

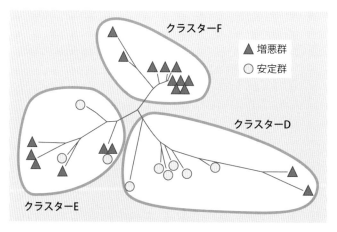

図3 病勢と菌遺伝子型との関連解析

肺 M. avium 症患者の原因菌について，遺伝子型を樹形図分析したところ，3つのクラスターに分けられた。「増悪群」患者由来の菌株はクラスターFに，「安定群」患者由来の菌株はクラスターDの一部に集積した。

(文献7より改変)

由来の菌株はクラスター D の一部に集積し，肺MAC症の病勢と菌遺伝子型との関連が示唆された。さらに，増悪／安定群5患者ずつの *M. avium* 菌株を全ゲノムシークエンスしたところ，一塩基多様性が各群内でほぼ一致する領域が，10kb以上にわたって認められた。このような各群内で保存されているゲノム領域に，肺MAC症の病勢を規定する因子がコードされていると考えられる。

おわりに

肺MAC症の病勢と *M. avium* 菌株の全ゲ

ノムシークエンスとの関連について，東名古屋病院の研究グループからも，同様の報告がなされている[8]。また，VNTRによる菌遺伝子型と病勢との関連は，肺 *Mycobacterium abscessus* 症でも報告されている[9]。最近発表されて英国呼吸器学会のガイドラインでは，我々の論文報告を引用し，「肺MAC症の転帰は，菌遺伝子型によって異なる」可能性が明記されている[3]。今後さらに肺MAC症の病態が，原因菌の遺伝子解析によって解明され，臨床対応へと応用されることが期待される。

文献

1) Namkoong H, Kurashima A, Morimoto K et al : Epidemiology of Pulmonary Nontuberculous Mycobacterial Disease, Japan. Emerg Infect Dis 22 (6) : 1116-1117, 2016

2) Griffith DE, Aksamit T, Brown-Elliott BA et al : An official ATS/IDSA statement : diagnosis, treatment, and prevention of nontuberculous mycobacterial diseases. Am J Respir Crit Care Med 175 (4) : 367-416, 2007

3) Haworth CS, Banks J, Capstick T et al : British Thoracic Society guidelines for the management of non-tuberculous mycobacterial pulmonary disease (NTM-PD). Thorax 72 (Suppl 2) : ii1-ii64, 2017

4) Hayashi M, Takayanagi N, Kanauchi T et al : Prognostic factors of 634 HIV-negative patients with *Mycobacterium avium* complex lung disease. Am J Respir Crit Care Med 185 (5) : 575-583, 2012

5) Hwang JA, Kim S, Jo KW et al : Natural history of *Mycobacterium avium* complex lung disease in untreated patients with stable course. Eur Respir J 49 (3) :

1600537, 2017

6) Kikuchi T, Kobashi Y, Hirano T et al : *Mycobacterium avium* genotype is associated with the therapeutic response to lung infection. Clin Microbiol Infect 20 (3) : 256-262, 2014

7) Kikuchi T, Watanabe A, Gomi K et al : Association between mycobacterial genotypes and disease progression in *Mycobacterium avium* pulmonary infection. Thorax 64 (10) : 901-907, 2009

8) Uchiya KI, Tomida S, Nakagawa T et al : Comparative genome analyses of *Mycobacterium avium* reveal genomic features of its subspecies and strains that cause progression of pulmonary disease. Sci Rep 3 ; 7 : 39750, 2017

9) Shin SJ, Choi GE, Cho SN et al : Mycobacterial genotypes are associated with clinical manifestation and progression of lung disease caused by *Mycobacterium abscessus* and *Mycobacterium massiliense*. Clin Infect Dis 57 (1) : 32-39, 2013

小特集｜NTM（非結核性抗酸菌）症の治療は今のままでよいのか？―パラダイムシフトを探る！

リファンピシンによるクラリスロマイシンの不活化にどう対処するか？

三輪清一[1]・早川啓史[2]

1）独立行政法人国立病院機構天竜病院 呼吸器・アレルギー科
2）独立行政法人国立病院機構天竜病院　院長

Summary

　肺 MAC 症では，マクロライド系薬（CAM，AZM），EB，RFP による 3 剤治療が，現時点での標準治療であるが，菌の陰性化は十分ではない。キードラッグであるマクロライド系薬の血中濃度が，RFP との相互作用によって低下してしまう現象が関連している可能性がある。筆者らは，CAM の効果を最大限に発揮させるため，RFP を除いた CAM と EB による 2 剤治療の効果の検討を行った。3 剤治療に比べて，効果は劣らず，副作用も少なく，CAM 耐性菌の出現も認められなかったため，新たな治療戦略としてさらに検討していく必要がある。

Key words

肺 MAC 症，クラリスロマイシン（CAM），リファンピシン（RFP），エタンブトール（EB），2 剤治療

はじめに

　抗酸菌感染症，すなわち結核，非結核性抗酸菌症（Nontuberculous Mycobacteriosis：NTM）の治療は，一般的な感染症と異なり，多剤化学療法を必要とする。結核においては，標準治療を行えば，一部の多剤耐性菌を除き，最終的には治癒が期待できる。一方，NTM，その中で大半を占め，年々増加傾向にある肺 *Mycobacterium avium* complex（マイコバクテリウム・アビウム・コンプレックス）

（MAC）症に対しては，マクロライド系薬［クラリスロマイシン（CAM；クラリス®），アジスロマイシン（AZM；ジスロマック®）］，エタンブトール（EB；エブトール®），リファンピシン（RFP；リファジン®）による 3 剤治療が，現時点での標準治療とされている。しかし，結核と比較すると，長期の治療を行っても菌の陰性化率は満足のいくものではない。これまで様々な原因が検討されているが，その 1 つとして，キードラッグであるマクロライド系薬の血中濃度が，RFP との相互作用に

よって低下してしまう現象が指摘されている。本稿では，肺MAC症に対して，RFPを除いたCAMとEBによる2剤治療の可能性について述べる。

① 肺MAC症の治療指針

　現在の肺MAC症治療は，2007年の米国胸部学会（ATS）と米国感染症学会（IDSA）[1]，2012年の日本結核病学会[2]，2017年のイギリス胸部学会（BTS）[3]からのガイドラインに基づき，マクロライド系薬（CAM，AZM）（日本ではAZMの肺MAC症での使用は保険適用とされていない），EB，RFPの3剤治療が基本治療として推奨されており，重症度によってアミノグリコシド系薬［ストレプトマイシン（SM；ストレプトマイシン®），アミカシン（AMK；アミカシン®），カナマイシン（KM；カナマイシン®）］の追加が考慮される（表1）。また，RFPの代替薬としてリファブチン（RBT；ミコブティン®）も使用される。治療期間は，菌陰性化から12ヵ月とされており[1,3]，菌陰性化までの時間を入れると，15〜18ヵ月間程度が妥当と考えられるが，24ヵ月間程度が好ましいという意見もあり，明確に定められていない。

② マクロライド系薬（CAM，AZM）の重要性

　ガイドラインに示されているように，マクロライド系薬は，肺MAC症治療においてのキードラッグである。3剤の中で単剤で臨床効果が認められるのは，マクロライド系薬だけである。また，臨床的にマクロライド系薬のみが薬剤感受性検査の結果を考慮すべき薬

表1　現在推奨されている肺MAC症治療指針

ATS/IDSA（2007年）

初回治療（小結節／気管支拡張を有する症例）

❶ CAM 1,000mg/日，分1〜2
　　または AZM 500〜600mg/日，分1
❷ EB 25mg/kg/日，分1
❸ RFP 600mg/日，分1

❶＋❷＋❸を週3回

初回治療（空洞を有する症例）

❶ CAM 500〜1,000mg/日，分1〜2
　　または AZM 250〜300mg/日，分1
❷ EB 15mg/kg/日，分1
❸ RFP 450〜600mg/日，分1

❶＋❷＋❸を毎日，SMまたはAMKも考慮

進行（重症）例または既治療例

❶ CAM 500〜1,000mg/日，分1〜2
　　または AZM 250〜300mg/日，分1
❷ EB 15mg/kg/日，分1
❸ RFP 450〜600mg/日，分1
　　または RBT 150〜300mg/日，分1

❶＋❷＋❸を毎日，SMまたはAMKも考慮

日本結核病学会（2012年）

❶ CAM 600〜800mg（15〜20mg/kg）/日，分1〜2
❷ EB 15mg/kg（750mgまで）/日，分1
❸ RFP 10mg/kg（600mgまで）/日，分1

❶＋❷＋❸を毎日，SMまたはKMも考慮

BTS（2017年）

非重症例

❶ CAM 1,000mg/日，分2
　　または AZM 500mg/日，分1
❷ EB 25mg/kg/日，分1
❸ RFP 600mg/日，分1

❶＋❷＋❸を週3回

重症例

❶ CAM 1,000mg/日，分2
　　または AZM 250mg/日，分1
❷ EB 15mg/kg/日，分1
❸ RFP 600mg/日，分1

❶＋❷＋❸を毎日，AMKも考慮

（文献1-3より改変・作表）

小特集 | NTM（非結核性抗酸菌）症の治療は今のままでよいのか？―パラダイムシフトを探る！

表2　肺MAC症患者におけるRFPによるCAM，AZMの血中濃度変化

文献	抗菌薬 （投与量）	血中濃度（単位）	RFPなし	RFPあり	RBTあり	
6)	CAM （14.33±5.09mg/kg/日）	Cmax (μg/mL)	3.91±1.86	1.25±0.91	4.20±1.94	平均値±SD
		AUC (mg・h/L)	19.74±9.18	5.32±3.87	20.38±10.59	
7)	CAM （1,000mg/日）	Cmax (μg/mL)	―	0.3 [0.1-0.6]	1.8 [0.3-3.5]	中央値 [IQR]
8)	CAM （600mg/日）	Cmax (μg/mL)	2.75	0.23	―	平均値
6)	AZM （6.71±2.48mg/kg/日）	Cmax (μg/mL)	0.35±0.26	0.27±0.18	0.52±0.38	平均値±SD
		AUC (mg・h/L)	1.70±1.19	1.30±0.80	2.30±1.52	
9)	AZM （250mg/日）	Cmax (μg/mL)	―	0.22 [0.13-0.47]	―	中央値 [IQR]

（文献6-9より改変・作表）

剤と考えられている[1]。EBとRFPは，薬剤感受性検査の結果にかかわらず，マクロライド系薬との併用効果やマクロライド系薬の薬剤耐性出現の抑制のために使用するのが基本的な考え方である。マクロライド系薬は，1日総量と1回投与量を増やすことで効果を高めることが期待できる。ATS/IDSAやBTSのガイドラインでは，CAMの1日投与量を1,000mgまで認めており，日本でも800mgまで認められている。また，血中濃度をできる限り高くするため，投与回数も1日1～2回となっている。実際に，CAMの投与量を増やすと菌陰性化率が上昇するという報告もあり[4,5]，最大量使用することの必要性が間接的に裏付けられている。

CAM耐性菌の場合は，治療が難渋する。CAMの代わりに，ニューキノロン系薬［モキシフロキサシン（MFLX；アベロックス®），シタフロキサシン（STFX；グレースビット®）］，イソニアジド（INH；イスコチン®），アミノグリコシド系薬の中から，状況に応じて選択し，EBとRFPに追加して対応することが多いが，マクロライド系薬と同等の効果を期待することはできない。したがって，CAMの薬剤感受性検査は，初回同定時は必須であり，排菌持続例には定期的に実施することが重要である。

③ RFPによるマクロライド系薬（CAM，AZM）への影響

肺MAC症の治療は，キードラッグであるマクロライド系薬をできる限り最大量使用し，血中濃度を十分に保つことが，重要な治療戦略と考えられる。しかしながら，併用薬であるRFPは，肝臓内薬物代謝酵素CYP3A4を誘導し代謝を亢進させて，マクロライド系薬の血中濃度を低下させることが知られている。特にCAMへの影響は顕著で，筆者らも確認している（表2）[6-9]。

一方，AZMは，CAMと比べるとRFPの影響は小さい。マクロライド系薬の血中濃度

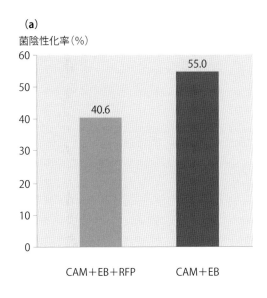
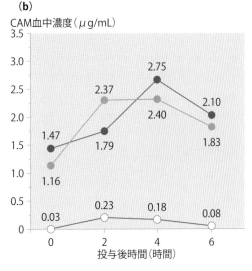

図1 肺MAC症患者のCAM＋EB治療群とCAM＋EB＋RFP治療群との比較試験
(a) 菌陰性化率（intention-to-treat解析）　(b) CAMの血中濃度の経時的変化

（文献8より改変）

と治療効果との関係について，Kohらは，肺MAC症治療における後ろ向き研究において，CAMを含む3剤治療の場合は，CAMの血中濃度は目標血中濃度の2.0μg/mLを大きく下回っているものの，治療効果には影響を与えないと報告しているが[7]，JeongらはAZMを含む3剤治療の場合は，AZMの血中濃度が高いと治療反応性が良いと報告しており[9]，一定の見解は得られていない。

RFPの代替薬となるRBTは，RFPと比較して酵素誘導の程度は小さく，CAMの血中濃度には影響は与えないが，AZMの血中濃度を上昇させる[6]（表2）。一方で，RBTは自身の代謝がCAMによって阻害され，血中濃度が上昇することが知られており，RBT特有の副作用であるブドウ膜炎の発症を予防するため，用量調整が必要である[1,2]。

4 CAMとEBによる2剤治療の検討

RFPを含まない治療であれば，CAMの血中濃度は上昇し，PK-PD（Pharmacokinetic-Pharmacodynamic）理論に基づいた効率的な治療になることが予想される。Jarandらは，肺MAC症治療の後ろ向き研究にて，RFPの代わりにハンセン病治療薬であるクロファジミン（CLF；ランプレン®）を使用した3剤治療は，RFPを含む従来の3剤治療と比較し，同等以上の効果であったと報告している[10]。筆者らは，肺MAC症患者をCAMとEBの2剤で治療する群とCAM，EB，RFPの3剤で治療する群に分類し，無作為非盲検試験を施行した[8]。菌陰性化率は，intention-to-treat解析で，2剤群が55.0％，3剤群が40.6％で，2剤群は3剤群に対して非劣性を示した（図1a）。また

小特集 | NTM（非結核性抗酸菌）症の治療は今のままでよいのか？―パラダイムシフトを探る！

表3 当院における CAM 耐性菌患者の発症率

		CAM＋EB 治療歴群 (n＝40)	CAM＋EB＋RFP 治療歴群 (n＝63)
CAM 耐性	人（％）	0（0）	9（14.3）
治療開始から CAM 耐性までの期間 日	中央値（範囲）	—	1,403（378-4,609）

2剤群では，3剤群に比べて明らかに CAM の血中濃度は上昇していた（**図1b**）。副作用の出現率は，2剤群で 26.6％，3剤群で 37.2％であり，2剤治療群の方が継続しやすい傾向がみられた。胃腸障害は，CAM の血中濃度依存的といわれているが，2剤群の方が3剤群より少なく，CAM の血中濃度よりも，RFP を含んだ多剤治療による影響の方が大きいのかもしれない。

ここで懸念されるのは，2剤治療における CAM 耐性菌出現の問題である。ATS/IDSA や BTS のガイドラインでは，その懸念を理由に，2剤治療は推奨されていない。特に，マクロライド系薬とニューキノロン系薬との2剤治療はすべきでないとしている[1,3]。筆者らの研究では，CAM と EB の2剤治療において，追跡できた範囲内では CAM 耐性の出現は認められていない[8]。また，筆者らの施設内における CAM 耐性菌患者の発生に関する後ろ向き調査では，CAM，EB，RFP による初回3剤治療歴群が 63 例中9例（14.3％）に対し，CAM と EB による初回2剤治療歴群は 40 例中0例（0％）であった（**表3**）。

筆者らが行った研究は，期間が 12 ヵ月間と短いこと，両群の再発率が不明などの問題点はあるものの，CAM と EB による2剤治療の可能性を示唆する前向き予備試験である。今後，AZM と EB による2剤治療を含めさらなる研究が望まれる。

おわりに

新薬が登場していない現状を前提とすれば，RFP を除いてマクロライド系薬の効果を最大限に発揮させる治療戦略は，考慮すべき課題である。耐性菌出現の懸念が払拭されれば，シンプルなマクロライド系薬と EB の2剤治療は，標準治療の1つになるかもしれない。

文献

1) Griffith DE, Aksamit T, Brown-Elliott BA et al：An official ATS/IDSA statement：diagnosis, treatment, and prevention of nontuberculous mycobacterial diseases. Am J Respir Crit Care Med 175（4）：367-416, 2007

2) 日本結核病学会非結核性抗酸菌症対策委員会，日本呼吸器学会感染症・結核学術部会：肺非結核性抗酸菌症化学療法に関する見解―2012 年改訂．結核 87（2）：83-86, 2012

3) Haworth CS, Banks J, Capstick T et al：British Thoracic Society guidelines for the management of non-tuberculous mycobacterial pulmonary disease（NTM-PD）. Thorax 72（Suppl 2）：ii 1- ii 64, 2017

4) Hasegawa N, Nishimura T, Ohtani S et al：Therapeutic effects of various initial combinations of chemotherapy including clarithromycin against *Mycobacterium avium* complex pulmonary disease. Chest 136（6）：1569-1575, 2009

5) Kobashi Y, Abe M, Mouri K et al：Relationship between clinical efficacy for pulmonary MAC and drug-sensitivity test for isolated MAC in a recent 6-year period. J Infect Chemother 18（4）：436-443, 2012

6) van Ingen J, Egelund EF, Levin A et al：The pharmacokinetics and pharmacodynamics of pulmonary *Mycobacterium avium* complex disease treatment. Am J Respir Crit Care Med 186（6）：559-565, 2012

7) Koh WJ, Jeong BH, Jeon K et al：Therapeutic drug monitoring in the treatment of *Mycobacterium avium* complex lung disease. Am J Respir Crit Care Med 186（8）：797-802, 2012

8) Miwa S, Shirai M, Toyoshima M et al：Efficacy of clarithromycin and ethambutol for *Mycobacterium avium* complex pulmonary disease. A preliminary study. Ann Am Thorac Soc 11（1）：23-29, 2014

9) Jeong BH, Jeon K, Park HY et al：Peak Plasma Concentration of Azithromycin and Treatment Responses in *Mycobacterium avium* Complex Lung Disease. Antimicrob Agents Chemother 60（10）：6076-6083, 2016

10) Jarand J, Davis JP, Cowie RL et al：Long-term Follow-up of *Mycobacterium avium* Complex Lung Disease in Patients Treated With Regimens Including Clofazimine and/or Rifampin. Chest 149（5）：1285-1293, 2016

小特集 | NTM（非結核性抗酸菌）症の治療は今のままでよいのか？—パラダイムシフトを探る！

NTM（非結核性抗酸菌）症治療における栄養の重要性

若松謙太郎[1]・永田忍彦[2]

1）独立行政法人国立病院機構大牟田病院 呼吸器内科 臨床研究部長
2）福岡大学筑紫病院 呼吸器内科 教授

Summary

　非結核性抗酸菌症における薬物治療には限界があるため，身体的特徴である痩せに注目し，栄養状態について考えていくことは重要なことである。肺 MAC 症患者では内臓脂肪面積が低値で栄養摂取量が少ないことが明らかになったが，両者の間に有意な相関は見られなかった。内臓脂肪低値に関しては栄養摂取量以外の別の要因があると考えられ，単純に栄養指導のみで疾患感受性を変えることは難しい。その一方，予後との関連性が強い BMI と栄養摂取量とは強い関連性が認められ，栄養摂取量を増やすことで予後を改善することができる可能性が示唆された。

Key words

　肺 MAC 症，BMI，内臓脂肪面積，疾患感受性，栄養摂取量

はじめに

　非結核性抗酸菌（nontuberculous mycobacteria：NTM）は結核菌群（*Mycobacterium tuberculosis* complex）とらい菌（*Mycobacterium leprae*）以外の抗酸菌（acid-fast bacilli）の総称であり，自然界の水系や土壌に広く生息する環境常在菌である。その中で *Mycobacterium avium* と *Mycobacterium intracellulare* は性質が類似していることから合せて MAC（*M. avium* complex）と呼ばれ，MAC 感染症は日本人の NTM 感染症の約 8 割を占める。

そのため肺 MAC 症を中心に概説する。

　Namkoong らは肺 NTM 症の推定罹患率は 14.7 人／10 万人年と算出し，2007 年の全国調査と比較して約 2.6 倍に増加していることを示し，公衆衛生上，重要な感染症であることを示した[1]。このことから近年，NTM 症，特に我が国で多い肺 MAC 症についての対策の必要性に迫られている。しかし薬物治療のみでは，残念ながら結核治療のように完治に至る症例は少ない。

　肺 MAC 症は痩せ型の中高年女性に多く，痩せがその発生や予後に関与している可能性

がある。薬物治療に決め手がない以上，栄養状態や栄養摂取量に注目し，治療方針を考えていくことは重要なことと思われる。

我々は 2010 年 5 月より 2016 年 9 月の間に入院，外来で診療した肺 MAC 症患者を前向きに登録し，栄養状態，栄養摂取量を中心に横断的および縦断的に臨床研究中であるが，現時点での結果を中心に疾患感受性や予後予測因子について概説し，今後の治療戦略について私見も含め触れたいと思う。

[1] 疾患感受性

疾患感受性とは NTM 症患者と健常者の身体的，免疫学的表現型を比較検討したものである。NTM 症患者は健常者と比較して側弯症や漏斗胸が多いことが報告[2]されているが，特に身体的特徴として，本邦[3,4]においても海外[2,5]においても一致しているのが，痩せ，ボディマス指数（Body Mass Index：BMI）低値である。痩せの原因としては疾患そのものによる消耗，栄養摂取量が少ないことや遺伝的要因で痩せていることが考えられる。

疾患そのものによる消耗という観点から，我々は肺 MAC 症症例を対象に病変の拡がりと栄養状態についての検討をした[6]。病変の拡がりについては胸部 CT にて病変の見られる区域数を求めた。その結果，BMI と病変の拡がりと有意な負の相関が認められた。罹病期間と BMI，病変の拡がりとは相関は認められなかった。疾患の病勢による消耗も痩せの一因である可能性は否定できないが，元来痩せていて痩せが病勢に影響しているのではないかと考えられた。

肺 MAC 症症例の栄養摂取量についても検討した[7]。食事内容・摂取量について 3 名の栄養士による聞き取り調査を行い，エネルギー，たんぱく質，脂肪，炭水化物充足率［実際の各栄養（素）摂取量/平成 22 年国民栄養調査より求めた日本人の平均摂取量×100］を求めた。その結果，栄養摂取量では登録時エネルギー，たんぱく質，脂肪，炭水化物充足率はいずれも低値を示した。BMI と栄養摂取量との関連ではエネルギー充足率，たんぱく質充足率，脂肪充足率と有意な相関を認めた。

痩せていることから脂肪細胞が減少し，アディポカイン産生異常が生ずることにより非結核性抗酸菌に対する感受性の亢進という機序が成り立つ可能性がある[8]。免疫学的表現型として一致した結果は得られていないが，いくつかの炎症性サイトカイン，抗炎症性サイトカイン血中濃度の異常が報告されている[2,5]。栄養と炎症を結びつける因子として血中アディポカイン濃度を検討した研究が見られる[5,9]。Kartalija らは体脂肪と血清アディポカイン（レプチン，アディポネクチン）について検討し，健常者と比較し，体脂肪と血清アディポカインとの相関が失われていることを報告している[5]。また，Tasaka らはレプチンは健常者と肺 MAC 症患者で有意差は認めなかったものの，アディポネクチンは肺 MAC 症患者で有意に高値を示し，BMI 値に関わらず健常者より高値であることを報告している[9]。アディポネクチンは腹部内臓脂肪との関連性が強いことから，肺 MAC 症の内臓脂肪面積を中心に栄養状態について検討した[7]。健診を受診した健常者と比較し，男女とも BMI，ウエスト周囲径および内臓脂肪面積が有意に低値を示したが，特に内臓脂肪面積が健常者より著明に低値であった。この結果はアディポネクチン産生異常が疾患感受性との関与を示唆するものであった。肺 MAC

症患者では内臓脂肪面積が低値で栄養摂取量が少ないことが明らかになったが，両者の間に有意な相関は見られなかった。その一方，BMI と栄養摂取量とは強い関連性が認められた。このことから，栄養摂取量を増やすことにより体重増加や病勢改善は期待されるが，内臓脂肪は増やすのは困難であると考えられる。内臓脂肪低値に関しては栄養摂取量以外の別の要因がある可能性が考えられ，単純に栄養指導のみでは MAC 感染を抑えることは難しいのではないかと考えられた。

2 予後因子

予後因子に関しては死亡例と生存例を比較し予後予測因子を明らかにすることが望ましいが，結核と異なり死亡率が低く，長期の観察期間が必要となるため前向きの研究はなく，エンドポイントを画像所見（増悪 vs 安定）や排菌（持続 vs 陰性化）として予後予測因子について検討した研究も見られる。

予後因子に関して，BMI 低値が予後不良因子となることはほぼ一致している[4,10]。その他，血中アルブミン濃度，リンパ球数の低下も予後不良因子となるとの報告も見られるが，一致した成績は得られていない[3,4,10]。

そのため肺 MAC（*M. avium* complex）症症例の予後予測因子を明らかにするため，我々は 2010 年 5 月より前向きに症例の登録を開始し，観察研究を行っている。現在研究途中であるが，2010 年 5 月から 2016 年 5 月までに前向きに登録された症例は 192 症例あり，5 年以上経過観察できた症例は 70 症例，登録期間内に死亡した症例は 23 例であった。内他病死症例は 5 例であった。現時点での疾患特異的死亡群と生存群での検討では，単

変量解析で年齢，病変の区域数，病型［線維空洞型（FC 型）と結節・気管支拡張型（NB 型）］，BMI，内臓脂肪面積，ウエスト周囲径，白血球数，アルブミン，コリンエステラーゼ，プレアルブミン，CRP，エネルギー充足率，炭水化物充足率で有意差が認められた。そのため単変量解析で有意差が認められた項目を考慮し，多変量解析を行った。多変量解析の結果，登録時の病変の区域数が多いこと，エネルギー摂取量が少ないことが予後不良因子である可能性が示唆され，カプラン＝マイヤー法による生存分析の結果，病変の区域数 ≧17（図 1a），エネルギー充足率＜84.7%（図 1b）の症例は有意に生存期間が短いことが明らかになった。また，BMI とエネルギー充足率，区域数との間には有意な相関が認められた。肺 MAC 症において病変が広範囲に及んでいること，エネルギー摂取量が少ないことが予後不良因子となる可能性が示唆された。従来 BMI が予後予測因子になるとの報告が多いが，エネルギー摂取量と病変の拡がりとの関連性が強いことから，今回の検討では残らなかったものと考えられた。

今回の結果を考慮すると患者に積極的に栄養指導を行い，食事介入を行うことで肺 MAC 症の予後を改善できる可能性が示唆された。

栄養状態が臨床経過に影響したと思われる肺 MAC 症症例を 1 例提示する。症例は 55 歳の男性で 20XX 年 7 月初旬より全身倦怠感，咳嗽が出現したため 7 月 16 日近医を受診した。胸部 CT 検査施行（図 2）され肺癌疑いといわれ，7 月 25 日から 10 月 23 日まで他院に入院し，某式食事療法（断食を主とする食事療法）を受ける。症状改善し，退院したが，10 月がん保険給付を受けるのに確定診断が必要といわれ，他院を受診した。その際 NTM

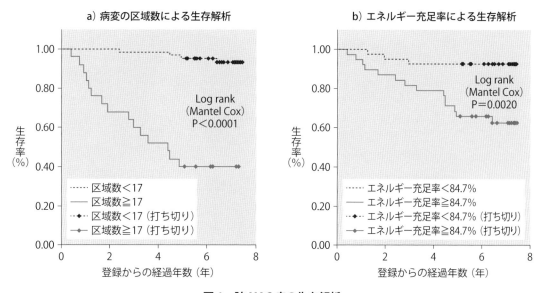

図1 肺MAC症の生存解析

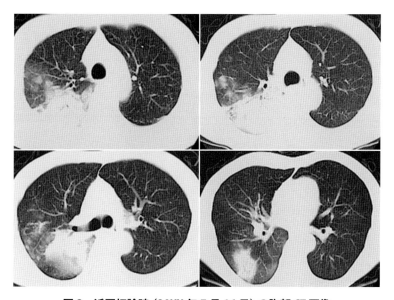

図2 近医初診時（20XX年7月16日）の胸部CT画像
右上下葉にコンソリデーションが認められた。

の疑いもあるといわれる。20XX＋1年1月下旬頃から毎日発熱（39℃台），咳嗽，黄色痰が出るようになり，2月10日から3月7日再度入院し，某式食事療法を受けるも症状改善せず，3月24日当院を受診，入院となる。当院入院時，20XX年7月と比べ体重は10kg減少していた（BMI 20XX年7月 21.5 → 20XX＋1年3月 17.5）。胸部CT所見では右上葉に壁

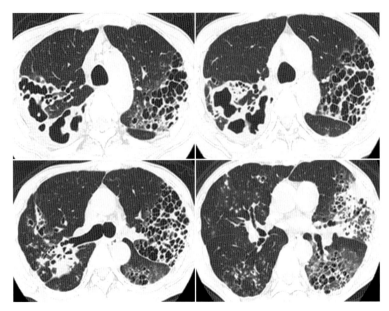

図3 当院入院時（20XX＋1年3月25日）の胸部CT画像

　胸部画像所見では右上葉に壁の厚い空洞性陰影，両肺野で気管支拡張性変化が出現し，中葉には区域性分布を呈する多発小結節影，舌区を中心に気管支拡張性変化に沿って浸潤影が認められた。

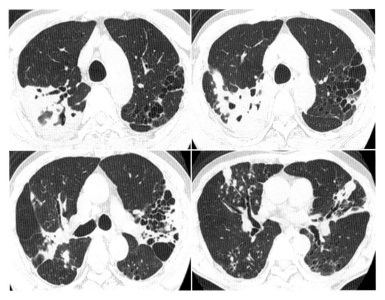

図4 治療開始後5ヵ月目（20XX＋1年8月14日）の胸部CT画像

　右上葉に壁の厚い空洞性陰影は縮小し，中葉の区域性分布を呈する多発小結節影，舌区を中心に気管支拡張性変化に沿って認められた浸潤影も軽減した。

の厚い空洞性陰影，両肺野で気管支拡張性変化が出現し，中葉には区域性分布を呈する多発小結節影，舌区を中心に気管支拡張性変化に沿って浸潤影が認められた（**図3**）．喀痰抗酸菌塗抹検査で3＋，M. intracellulare PCR陽性であったことから肺MAC症と診断した．リファンピシン（RFP；リファジン®），エタンブトール（EB；エサンブトール®），クラリスロマイシン（CAM；クラリス®），ストレプトマイシン（SM；硫酸ストレプトマイシン®）の4剤加療に加え，栄養指導を行い，補助食品加えるなど積極的に食事介入を行った．20XX＋1年5月下旬より解熱，7月より喀痰抗酸菌塗抹陰性となり，胸部CT所見も著明に改善（**図4**）し，BMIも19.9まで改善した．

本症例は過度の食事制限により急速に悪化し，薬物治療に加え，食事介入などを積極的に行うことにより，病状が改善したと考えられた．

おわりに

疾患感受性に関しては単純に栄養指導のみでは改善させることは難しいと思われるが，予後に関しては食事摂取量を増やすことにより改善できる可能性がある．今後はエネルギー摂取量を中心に食事介入を行い，BMIや予後との関連性をみるような前向き試験を行う予定である．

また，疾患感受性を改善させることは現状としては困難なことから感染経路を把握するような臨床研究を行い，感染予防についても検討していく予定である．

文献

1）Namkoong H, Kurashima A, Morimoto K et al：Epidemiology of Pulmonary Nontuberculous Mycobacterial Disease, Japan. Emerg Infect Dis 22（6）：1116-1117, 2016

2）Kim RD, Greenberg DE, Ehrmantraut ME et al：Pulmonary nontuberculous mycobacterial disease：prospective study of a distinct preexisting syndrome. Am J Respir Crit Care Med 178（10）：1066-1074, 2008

3）Okumura M, Iwai K, Ogata H et al：Clinical factors on cavitary and nodular bronchiectatic types in pulmonary Mycobacterium avium complex disease. Intern Med 47（16）：1465-1472, 2008

4）Hayashi M, Takayanagi N, Kanauchi T et al：Prognostic factors of 634 HIV-negative patients with Mycobacterium avium complex lung disease. Am J Respir Crit Care Med 185（5）：575-583, 2012

5）Kartalija M, Ovrutsky AR, Bryan CL et al：Patients with nontuberculous mycobacterial lung disease exhibit unique body and immune phenotypes. Am J Respir Crit Care Med 187（2）：197-205, 2013

6）Ikegame S, Maki S, Wakamatsu K et al：Nutritional assessment in patients with pulmonary nontuberculous mycobacteriosis. Intern Med 50（21）：2541-2546, 2011

7）Wakamatsu K, Nagata N, Maki S et al：Patients with MAC Lung Disease Have a Low Visceral Fat Area and Low Nutrient Intake. Pulm Med 2015：218253, 2015

8）Chan ED, Iseman MD：Slender, older women appear to be more susceptible to nontuberculous mycobacterial lung disease. Gend Med 7（1）：5-18, 2010

9）Tasaka S, Hasegawa N, Nishimura T et al：Elevated serum adiponectin level in patients with Mycobacterium avium–intracellulare complex pulmonary disease. Respiration 79（5）：383-387, 2010

10）Yamazaki Y, Kubo K, Takamizawa A et al：Markers indicating deterioration of pulmonary Mycobacterium avium–intracellulare infection. Am J Respir Crit Care Med 160（6）：1851-1855, 1999

小特集 | NTM（非結核性抗酸菌）症の治療は今のままでよいのか？─パラダイムシフトを探る！

NTM（非結核性抗酸菌）症治療を免疫面から再考する

徳田　均

JCHO 東京山手メディカルセンター　呼吸器内科

Summary

NTM 症の病態は，弱毒菌である抗酸菌と宿主の免疫応答により形成される。肉芽腫の形成が優位な場合，菌は封じ込められており，菌量は少なく，肺の破壊も少ない。滲出性病変や空洞性病変が形成される状態では，肺の破壊と肺機能の低下が進行する。菌の根絶が困難である以上，肺の破壊を最小限に留めるには宿主免疫は肉芽腫形成に傾いていることが望ましく，そのためには栄養面にも配慮し，また悪化要因である生活上のストレスの有無を把握し指導してゆくことが考慮されるべきである。

Key words

非結核性抗酸菌症（NTM），宿主免疫，栄養，ストレス

はじめに

　非結核性抗酸菌症（NTM 症）は難治といわれる。最強のレジメンをもってしても，年余に及ぶ治療にもかかわらず治療成功率は充分ではなく，また再発率も高い。同じ抗酸菌感染症でありながら，6 ヵ月間の標準治療で，重篤な合併症がない限りほぼ治癒を達成できる結核症とは大きく異なっている。この違いは，現在の抗菌薬治療が充分に強力でないためであるとされる。菌制御のために数年にわたって大量の服薬を続ける患者が増え続けている。それ以外の治療方法はないのだろうか？

　決してそうではない。この疾患を外来性の菌が引き起こす病気であり抗菌薬治療で菌の根絶を図るべき，という現在のドグマから発想を転換してみてはどうか。NTM 症は非結核性抗酸菌（NTM）と宿主免疫の応答で成立する疾患であり，菌が根絶できないのなら菌と共存する途を探るという視座もあってよい。本稿ではその方向性で筆者の考え（その一部は筆者の臨床の場での観察から出た narrative based medicine に基づく）を述べる。学会のガイドラインとは水準の異なる議論である事を初めにお断りしておきたい。

1 抗酸菌感染症とは何か？　結核症から学ぶこと

❶ 結核研究で確立したこと

同じ抗酸菌感染症である結核症の病態については，過去1世紀以上にわたって多くの研究が蓄積されてきた。その中心概念は，結核症の病像は，弱毒菌である結核菌それ自身の力によるものというより，菌に対する宿主の免疫応答に由来するということである。結核症の様々な形態，滲出性病変や空洞性病変の形成，肉芽腫形成などの像はいずれも宿主の免疫応答が作り出す変異である。また感染者の10％くらいが年余を経て発病するが，その際宿主免疫の変動（多くは低下）が関与する[1]。

❷ NTM症で起こっていること

NTM症においてはどうだろう。全人口の30％が実は非結核性抗酸菌の感染を受けており，発病するのはその一部である，といわれる[2]。また経過も非常に変異に富み，本症と診断されても長期にわたって進展しない例も多い[3]一方，急速に拡大し，致死的な経過を取る例もある[4]。これらは菌が同一だとすれば，宿主免疫の応答の違いにその説明を求めるしかない。

病理像からみても，NTM症の大部分の例が大小の結節，即ち肉芽腫を形成するが，一方しばしば滲出性病変や空洞性病変の形成を起こす例も見られる。日比谷らは，病理学的な検討を踏まえて，肉芽腫形成が優位な場合，菌量は少なく，菌の封じ込め機序が勝っているとし，これを宿主応答型と呼んだ。一方滲出性病変や空洞性病変を形成する例では，菌量が増え，宿主免疫との間で激しい炎症反応が起こっており，これを感染型と呼んだ[4]。NTM症は多くが宿主応答型を示しその進行

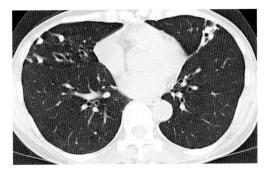

図1　長期安定した経過を取っている60歳代，女性　肉芽腫形成優位

初診時（60歳）のCT。中葉舌区に気管支拡張症に加え，小結節影が多発しているが，いずれも境界は明瞭で，完成された肉芽腫と考えられる。長期にわたって安定した経過を取っている。

は緩慢であるが，一度感染型となると進行が速く肺組織の破壊も広範となる。

図1に宿主応答型の典型例のCT像を示す。60歳代，女性。両肺野に多発結節影が見られる。結節は肉芽腫で，宿主はしっかり菌を封じ込めていることが推察される。この症例は15年後に軽度の再燃が見られたが，その再燃時も肉芽腫パターンを保っていた。また全期間を通じて肺機能の低下はなかった。一方図2に感染型の極型を示すが，69歳の女性，当初右上葉に浸潤影が形成され，その後，同部位に巨大空洞が形成された。空洞化は宿主の過剰な免疫応答によって起こるという事は，結核の領域では早くから知られている。NTM症においても同様と考えられる。本例は拡大，進行が早く，不良な予後を辿った。

大部分のNTM症はこの両極の間に広がる病像スペクトラムの中間のどこかに位置する。あるいはその間を揺れ動きつつ推移する。宿主応答型から感染型への移行はしばしば観察されるところである。NTM症という病気とその進展は，菌の因子よりは宿主免疫がそ

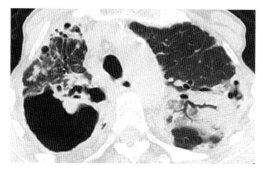

図2 急速に進行，肺の破壊を伴い，不良な転機となった69歳，女性　感染型
当初，右上葉に肺炎様の病巣が形成されていた。その1年後のCTではその部分が巨大な空洞と化し，左側にも病変が拡大している。強い免疫応答のために，激しい炎症，肺の破壊がもたらされている。

の菌に対してどう応答するか，によっても決まる，といえそうである。

　重要なことは，宿主応答型に留まっている限り，症状，全身状態の悪化，肺の破壊，肺機能の低下はほとんど起こらない，ということである。一方感染型の優位な状態が続くと，咳，痰に苦しみ，るい痩が進行し，肺機能も悪化の一途を辿る。とすればその治療において，抗菌薬治療と並んで，この宿主免疫を適切な状態に維持する，特に炎症が過剰に振れることを抑える，という発想が検討されてよい。

2 NTM症の病像に免疫応答はどう関わるか？

❶ 結核症においては発症，再燃に免疫はどう関わるか？

　多くの結核症においては，肺尖部に成立し一旦安定化した二次病巣が，一部の患者において一定の潜伏期間後に内因性再燃を来す。そのリスク因子として，免疫抑制剤の使用，糖尿病，ストレスなどが知られている。即ちこれらの因子による免疫変動（多くは低下）により，それまで安定して潜伏していた菌と宿主の免疫応答が再開されるのである。同じ抗酸菌感染症であるNTM症においても同じ事が起こって何ら不思議ではない。

❷ NTM症の悪化，再燃にはストレスの関与が認められる

　NTM症と確定診断されたが軽症などの理由で経過観察中に，突然の悪化，発症を見ることがある。また抗菌薬治療で一旦落ち着いて経過観察中に，数ヵ月〜時には数年以上を経て突然の再燃が起こる事がある。これらは結核症の内因性再燃と対比して考えることができる。筆者はそのような例で過去1〜3ヵ月間にさかのぼって，何らかの生活の乱れやストレスがなかったかどうかを丁寧に問診するようにしている。その結果，約7割の患者において何らかのストレスや生活の乱れが見い出された。多い順にあげると，①親の介護，②家族の重い病気，③孫の養育の負担，④ダイエットによる栄養不良（体重減少），などである。①・②は，NTM症の患者（60歳〜70歳代の女性）が現在直面している過酷な社会的状況の反映であり，重要な増悪因子として認識されるべきである。

　このように，暫く菌と宿主とが安定して共存関係にあった患者において，ストレスをきっかけに悪化（菌の増殖とそれに対する免疫応答が始まる）ことは，結核症と同一のパターンとして理解できるが，他にも参考となる病気がある。サルコイドーシスは，長く原因不明の全身性肉芽腫性疾患とされて来たが，近年の江石らの研究により，人の常在菌 *Propionibacterium acnes* への異常免疫応答であることが明らかとなった。即ち，何らかの

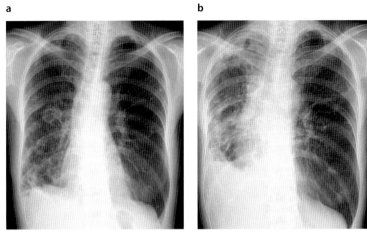

図3　急速に空洞が拡大，以後肺の荒廃が進行した78歳，女性
a：MAC症で経過観察中。
b：夫の介護で受診脱落，2年後，2ヵ月来の微熱，咳，痰で再受診。右の空洞が拡大し一挙に肺の荒廃が進んでいた。

理由で体内深く潜み共棲しているP. acnesの再活性化が起こり，それに対して，宿主免疫が過剰に反応して肉芽腫を形成する，というものである。この発症にストレスが高率に関与することは山田らが明らかにしている[5]。NTM症も人の肺内に共棲しているNTMと宿主免疫とのバランスが崩れ，菌の活性化が起こり，また宿主免疫の応答が起こる病態と考えると，その悪化，発症にストレスの関与がみられても何の不思議もない。

　臨床医の役割として，ストレスの関与を見い出したなら，治療の一環として，極力ストレスを軽減するよう（家族の協力も含め）指導することが良い結果をもたらすことを筆者は数多く経験している。

3 NTM症の進展は生活指導でも変えることができる

　空洞は，弧発の小病変の場合はさほど深刻ではないが，小空洞が多発しそれらが融合して巨大空洞が形成されると厄介である。その様な宿主（感染型）では引き続き組織破壊が進行することが多い。またそこでは菌の増殖が活発となり，菌量の増大，肺内散布の増加が悪循環を形成し，不良な転機を取ることが多い。

　図3に示す例は，比較的緩徐な経過を取っていた78歳女性のMAC症である。夫が重い病気となりその介護のため2年間治療から脱落していた。その間に病変は一挙に悪化し，再受診時は右肺に巨大空洞が形成されていた。多量の排菌があり，抗菌薬治療を再開したが，食思不振，るい痩，衰弱が進行し，2年後に呼吸不全で死に至った。

　しかし一方で，巨大空洞を形成しながら進行が極めて緩慢な例もある。図4は78歳，男性。15年前より断続的に排菌陽性となり，その都度抗菌薬治療を行ってきた。右上葉に6年前から巨大空洞が形成されているが，現

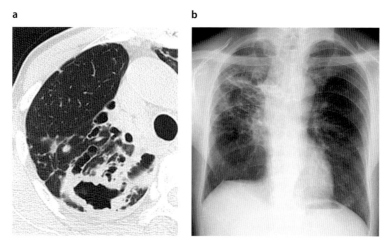

図4 緩慢に進行している空洞型 MAC 症 78 歳，男性
a：6年前の CT　　b：現在の胸部単純写真
　治療開始後 15 年，右上葉にはかなり大きな空洞が形成されているが，肺の破壊はほとんど進行しない。

在も右肺の若干の収縮はあるものの肺機能の減少は僅かで，咳，痰などの症状も認容範囲であり，体重減少も見られない。この様な例は宿主応答型に近い免疫状態と考えられ，免疫の過剰な発動は抑制されていると考えられる。それが組織破壊が最小限で済んでいることの説明となろう。

　このような流れの違いを臨床的な観察と結びつけると興味深い。第 1 例では夫の看護という重い負担，心労，夫の死後の気落ち，食欲低下などがあった。第 2 例は，医師の勧めもあって，この頃よりウォーキングを励行し（1 日 1 時間，連日），気力も旺盛，食欲も良好である。その様な精神状態，栄養状態，日常の身体的運動と免疫がどう相関するかは科学的には解明されていないが，適度の運動が免疫を安定させるとの考え方は主張されており[6]，臨床の場の工夫に活かされてよいと考える。筆者は近年，不安定な経過を取る NTM 症の患者に，充分な栄養を摂取すること，また適度な身体運動（ウォーキングなど）を励行することを強く勧めているが，確実に病状が安定し，進行が停止すると感じている。

おわりに

　NTM 症の病態に菌と宿主の免疫応答が関与することは結核と同様確実である。一人一人の患者の病状の動きを単に菌にのみ注目してみるのではなく，宿主免疫がどのように応答しているのか，という観点から観察すると，本症に対する新しいアプローチが見えてくる。生活指導を通じての免疫の安定化，という発想も，今後は導入されるべきと考える。

文献

1）岩井和郎：図説・結核の病理 結核症の発病，進展，重症化の機序，公益財団法人結核予防会，東京，2013

2）倉島篤行：序文. 肺 MAC 症診療 Up to Date，倉島篤行，小川賢二編，南江堂，東京，2003，p v-vi

3）田島　洋，井槌六郎，手塚　毅ほか：肺非定型抗酸菌症 32 剖検例についての臨床病理学的検討. 結核 62（8）：395-401，1987

4）日比谷健司，健山正男，藤田次郎：病理所見から解析する非結核性抗酸菌症の免疫動態. 結核 82（12）：802-805，2013

5）山田嘉仁，山口哲生，三上理一郎：サルコイドーシスとストレス. サルコイドーシスとその他の肉芽腫性疾患，日本サルコイドーシス／肉芽腫性疾患学会編，克誠堂出版，東京，2006，p220-224

6）鈴木克彦：運動と免疫. 日補完代替医療会誌 1（1）：31-40，2004

随感

思い出ずるままに (62)
～医学人生模様～

松本慶蔵

　毎週厚生労働省より発表される感染症報告を見ると，第二分類に位置付けされている結核の新規発症者が 350 名を超えている。この数字に私は目が釘付けになる。その理由は，自分の父と姪二人を結核で亡くした事を含め，私の周辺では多数の知人が結核に罹患し，死を迎えていたのを実際に見て来た事，私がインターンで 3 ヵ月勤務した宮城県立瀬峰療養所の悲惨な実態を自らこの目で見た事によるのであろう。今の若き医師は肺癌に目をとられ，肺結核を見落すのだと云う。もう一度週報の 300 名以上を一年に換算すると，約 2 万名近い人が日本国内で新たな患者となっているのである。東北大学第一内科に入局した頃（1956 年），私は毎日患者の排痰のチール・ニールセン染色に明け暮れていた。第一内科 120 床の内約半数が肺結核患者だったのである。それが急速に改善された理由はやはりイソニアジド（INH）の導入であり，その頃急速に注目され始めた抗結核薬の併用による抗結核治療であり，熊谷岱蔵先生の考案によるストレプトマイシン（SM），INH，パラアミノサリチル酸（PAS）の併用であった。私共は熊谷式三者併用を行ったが，抗結核菌作用の強い INH の導入は重要な意味を持っている。INH 誕生で当時患者がダンスを踊っていた新聞記事を思い出す。それ程の効果のある薬剤であり，少量で有効であった事も福音であった。日本結核研究の疫学的第一人であり，私の尊敬する島尾忠男先生は，当時結核に罹患し胸部外科手術も無効であったが，INH の経口投与により排菌は止んで生命が救われたと私に述懐された。

　島尾先生の結核病学会（2012 年）の特別講演で行った『60 年の結核研究歴を振り返って―回顧と将来への展望』は実に貴重な論文である。現在（2017 年）の日本の結核の発生率が 10 万人対 12.7 人である事を踏まえて，改めて先生のデータを読むと只々驚くのみである。先生の報告では，1951 年の罹患率は 10 万人対 698 人であるから，現実の 12.7 人は明らかな減少である。その理由は何と云っても，新しい抗結核性薬剤の誕生による効果が最大の要因であり，行政的には各地保健所の整備も各県の研究所も抑える必要があろう。

　先ずリファンピシン（RFP，イタリア）の開発である。日本はこの薬剤を抗結核薬として第一の薬剤とし，他の一般感染症には耐性の発現も考慮に入れて用いる事を認めなかった。実に見事な決定であった。一方イタリアはその対象疾患を定めなかったために，本剤への耐性に悩まされている由である。

　現在の WHO（世界保健機関）の推進する結核の治療方針は，2 ヵ月間 INH，RFP，ピラジナミド（PZA），エタンブトール（EB）［HRZE］この 4 剤を投与し，HR 2 剤併用を 4 ヵ月間投与する。

　これまで初回結核菌排菌者であっても，結

核菌は大半陰性となるので，労働可能な患者はその働く場所にて働いて良い事になっている。勿論排菌の有無は厳格に検査が実施されているので，短時日に判定は得られない。私が結核予防会に勤務していた時，排菌陽性者は多くが東南アジアから来日した若い人で，排菌中止例も多かったが，仕事の内容について良く聴き取り，その治療が正しく行われるように詳細に説明した。

　通常の生活を送れる人の今日の結核治療は，本当に有効であり，昔日の結核を想像する事は出来ない。

　今日の世界的課題は耐性結核菌である事は昔と変わりはないが，日本には耐性結核菌の発生は世界的に見て少ない。しかし欧州ではロシアでその耐性結核菌の発生が高い。想像に過ぎないが，その地域の医師の結核への知識が低レベルなのではと思われる。

　実際に耐性結核を狙って開発したのか否か私は知らないが，日本の大塚製薬の研究陣が素晴らしい抗結核薬を作り出し，私達に素晴らしい朗報をもたらした。2009 年に報告された薬品構造は nitro-dihydro-imidazooxazol 誘導体で OPC-67683 と命名され，以降デラマニドと一般に呼ばれている。本剤の特質は極めて高い抗結核菌性であり，従来のものよりワンランク高度のものである事，次いで重要な点は耐性結核菌（RFP と INH 両者）に極めて優れた殺菌活性を持つ事，更に細胞内浸透性も良く，結核菌を貪食し，その保有細胞にも侵入して，結核菌を殺菌するという優れた性質を持っている。WHO の応援もあったので

あろう。優秀な成績が知られている。一部の報告には心電図上 QR 延長が記載されたが，広範な使用数記載の論文にはその記載はない。日本では本剤の乱用と不注意な使用に配慮してか，特別な申請に基づいた場合のみに使用が許可されている。

　その後 2013 年 10 月 25 日の MMRW（62 巻 9 号）に Bedaquiline fumarate（Sirturo）なる多剤耐性の結核菌に有効なニューキノロン系薬が報告された。以前より普遍的なニューキノロン系薬の有効性が報告され，デラマニド登場以前から臨床で使用されていたので，本新薬の登場も結核症制圧のために私は喜ばしく感じている。

　最近の明るい日本の結核の状況も誠に喜ばしい。昔日を知る筆者には天地の差さえ感ずる。一方問題が残った。それは大学病院クラスでの結核病棟否病室を置かない経済的風潮があると云う事であろう。経済優先の思考である。WHO は 2030 年までに世界から結核を 0 にする宣言を昨年暮れに発表した。その意気や良し。私は大いに賛意を表する。しかし事は簡単ではない。インド，中国の辺境，東南アジア（フィリピンを含む），アフリカの現在を考えるとその道は近くない。AIDS と結核の密接な関係を考慮してもその道は険しい。長崎大学熱帯医学研究所で多くを経験した私には，天然痘ウイルスのように単一のウイルス感染症と，結核を同列に扱うべきではない事を強調しておく。私の周辺で否日本全体の結核を俯瞰する時，日本としてのテーマにする事には大賛成なのである。

長崎大学名誉教授

Antimicrobial Stewardship プログラムの実践 ～私たちの取り組み

新潟県立新発田病院

田邊嘉也　新潟県立新発田病院 内科　部長

今もとめられる
抗菌薬適正使用支援（AS）

近年，世界的に薬剤耐性菌の増加が問題となっており，抗菌薬の適正使用が求められている。わが国においても，2017年8月，感染症関連の8学会より『抗菌薬適正使用支援（AS：Antimicrobial Stewardship）プログラム実践のためのガイダンス』[1]が公表されたが，実際の現場での取り組み内容は，医療機関により様々な状況である。

以前，私が勤務していた新潟大学医歯学総合病院では，感染管理部が主に菌血症ならびに重症感染症に関するコンサルテーションを実施していた。しかもその多くは血液培養陽性例を中心に主治医からの依頼ではなく，感染管理部から連絡をいれる形式であった。一方，地域医療支援病院である当院では，いわゆるASへの取り組みはまだ途上というところではあるが，医師同士の距離が近く，ICT活動においても内科，外科，腎臓内科といった複数の診療科の医師が名を連ね，週1回のケースカンファレンスを交代で実施している。これらの活動を通じ，感染症治療への意識づけがし易いことが当院の大きなメリットであると考える。血液培養2セット提出など感染症の診療上の基本的な取り組みは浸透している状況である。

抗菌薬適正使用支援チーム（AST）の形態は一様ではなく各施設の規模や構成メンバーにより異なるが，医師を中心に薬剤師，看護師，検査技師など多職種の連携が欠かせない。どの施設においてもコミュニケーションが大事という点では変わりないと考える。

院内での耐性菌に関する問題点
～地域連携による感染対策に向けて～

抗菌薬の開発とともに，問題となる耐性菌は変遷する。現在，院内においてはMRSAや多剤耐性緑膿菌（MDRP）は減少傾向にあり，市中において基質拡張型β-ラクタマーゼ（ESBL）産生菌やキノロン耐性大腸菌が増加傾向にある。厚生労働省院内感染サーベイランス事業（JANIS）においては，ESBL産生菌を含む第三世代セファロスポリン耐性大腸菌／肺炎桿菌の分離頻度の推移からも読み取れる[2]。さらに，カルバペネマーゼ産生腸内細菌科細菌（CPE）の拡散も危惧されている[3]。

これら耐性菌に対しては院内の取り組みだけでは限界があり，市中からの持ち込みを食い止めることが必要である。そのために感染症対策に関して地域の病院同士が連携強化することが重要とされ，当院においても，地域の医療機関との連携強化が進んでいる。

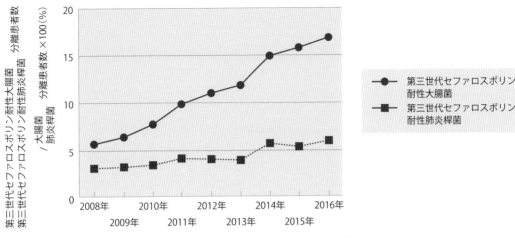

図　第三世代セファロスポリン耐性大腸菌／肺炎桿菌の分離頻度の推移

（厚生労働省：院内感染対策サーベイランス（JANIS）2012年，2016年報より作成）

抗菌薬の適正使用 〜診療ガイドラインの活用〜

多職種が関わるASへの取り組みを実践する上で，診療ガイドラインの活用がどの職種の方にもとても理解されやすく，重要である。例えば，入院患者で遭遇する頻度の高い感染症としては肺炎があり，2017年には日本呼吸器学会の『成人肺炎診療ガイドライン』が改訂された[4]。日本における肺炎の分類や診療が整理され，抗菌薬選択などとても参考になる。当院では，高齢者の誤嚥性肺炎が多く，ペニシリン系薬が処方される場合が多い。さらに，慢性の気道疾患や耐性菌リスクの有無で抗菌薬が使い分けられている。尚，カルバペネム系薬は耐性菌の出現が懸念されるため[3]，重症感染症において使用すべき薬剤と認識されている。ガイドラインや自施設のアンチバイオグラムを参考にしながら，より適切な薬剤を選択していくことが重要となる。

今後の展望

現在，AS活動は施設毎に実情にあわせて段階的な導入が行われ，統一された手法というものはないが，従来の感染予防に加え，適切な抗菌薬選択による治療を重視した取り組みが，今後ますます重要になると考えられる。当院においても，地域連携を考慮しながら，ASへの取り組みを進めていきたいと考えている。

文献

1) 抗菌薬適正使用支援プログラム実践のためのガイダンス．日本化学療法学会雑誌 65（5）：650-687, 2017
2) 厚生労働省：院内感染サーベイランス事業（JANIS） https://janis.mhlw.go.jp/report/kensa.html
3) 四学会連携提案 カルバペネムに耐性化傾向を示す腸内細菌科細菌の問題（2017）―カルバペネマーゼ産生菌を対象とした感染対策の重要性― http://www.chemotherapy.or.jp/guideline/4gakkai2017.html
4) 日本呼吸器学会：成人肺炎診療ガイドライン 2017

抗菌薬・抗真菌薬（一般名・略号・商品名）一覧

※　／は合剤

一般名（50音順）	一般名（英語）	略号	製品名
アジスロマイシン	azithromycin	AZM	ジスロマック
アズトレオナム	aztreonam	AZT	アザクタム
アスポキシシリン	aspoxicillin	ASPC	ドイル
ピラマイシン	acetylspiramycin	SPM	アセチルスピラマイシン
アミカシン	amikacin	AMK	アミカシン硫酸塩 他
アムホテリシンB	amphotericin B	AMPH-B	ファンギゾン 他
アムホテリシンBリポソーム製剤	liposomal amphotericin B	L-AMB	アムビゾーム
アモキシシリン	amoxicillin	AMPC	サワシリン，パセトシン 他
アモキシシリン/クラブラン酸	amoxicillin/clavulanic acid	AMPC/CVA	オーグメンチン，クラバモックス
アモロルフィン	amorolfin	―	ペキロン
アルベカシン	arbekacin	ABK	ハベカシン
アンピシリン	ampicillin	ABPC	ビクシリン，ソルシリン
アンピシリン/クロキサシリン	ampicillin/cloxacillin	ABPC/MCIPC	ビクシリンS 他
アンピシリン/スルバクタム	ampicillin/sulbactam	ABPC/SBT	ユナシン-S
イセパマイシン	isepamicin	ISP	イセパシン，エクサシン
イソニアジド	isoniazid	INH	イスコチン 他
イトラコナゾール	itraconazole	ITCZ	イトリゾール
イミペネム/シラスタチン	imipenem/cilastatin	IPM/CS	チエナム
エタンブトール	ethambutol	EB	エサンブトール 他
エチオナミド	ethionamide	ETH	ツベルミン
エリスロマイシン	erythromycin	EM	エリスロシン 他
エンビオマイシン	enviomycin	EVM	ツベラクチン
オキシテトラサイクリン	oxytetracycline	OTC	テラマイシン
オフロキサシン	ofloxacin	OFLX	タリビッド
カスポファンギン酢酸塩	caspofungin acetate	CPFG	カンサイダス
カナマイシン	kanamycin	KM	カナマイシン 他
ガレノキサシン	garenoxacin	GRNX	ジェニナック
キヌプリスチン/ダルフォプリスチン	quinupristin-dalfopristin	―	シナシッド
クラリスロマイシン	clarithromycin	CAM	クラリス，クラリシッド
クリンダマイシン	clindamycin	CLDM	ダラシン 他
クロラムフェニコール	chloramphenicol	CP	クロロマイセチン，クロマイ
ケトコナゾール	ketoconazole	KCZ	ニゾラール
ゲンタマイシン	gentamicin	GM	ゲンタシン 他
シタフロキサシン	sitafloxacin	STFX	グレースビット
シプロフロキサシン	ciprofloxacin	CPFX	シプロキサン
ジベカシン	dibekacin	DKB	パニマイシン
ジョサマイシン	josamycin	JM	ジョサマイシン 他
ストレプトマイシン	streptomycin	SM	硫酸ストレプトマイシン
スパルフロキサシン	sparfloxacin	SPFX	スパラ
スペクチノマイシン	spectinomycin	SPCM	トロビシン
スルタミシリン	sultamicillin	SBTPC	ユナシン
スルファメトキサゾール/トリメトプリム	sulfamethoxazole/trimethoprim	ST	バクタ，バクトラミン 他
セファクロル	cefaclor	CCL	ケフラール 他
セファゾリン	cefazolin	CEZ	セファメジン
セファレキシン	cephalexin	CEX	ケフレックス 他
セファロチン	cephalothin	CET	コアキシン
セフィキシム	cefixime	CFIX	セフスパン
セフェピム	cefepime	CFPM	マキシピーム
セフォジジム	cefodizime	CDZM	ノイセフ，ケニセフ
セフォゾプラン	cefozopran	CZOP	ファーストシン
セフォタキシム	cefotaxime	CTX	クラフォラン，セフォタックス
セフォチアム	cefotiam	CTM	パンスポリン，ハロスポア 他
セフォチアム　ヘキセチル	cefotiam hexetil	CTM-HE	パンスポリンT

一般名（50音順）	一般名（英語）	略号	製品名
セフォペラゾン	cefoperazone	CPZ	セフォペラジン，セフォビッド 他
セフォペラゾン / スルバクタム	cefoperazone /sulbactam	CPZ/SBT	スルペラゾン
セフカペン　ピボキシル	cefcapene pivoxil	CFPN-PI	フロモックス
セフジトレン　ピボキシル	cefditoren pivoxil	CDTR-PI	メイアクト MS
セフジニル	cefdinir	CFDN	セフゾン
セフタジジム	ceftazidime	CAZ	モダシン
セフチゾキシム	ceftizoxime	CZX	エポセリン
セフチブテン	ceftibuten	CETB	セフテム
セフテラム　ピボキシル	cefteram pivoxil	CFTM-PI	トミロン
セフトリアキソン	ceftriaxone	CTRX	ロセフィン
セフピロム	cefpirome	CPR	ブロアクト，ケイテン
セフポドキシム　プロキセチル	cefpodoxime proxetil	CPDX-PR	バナン
セフミノクス	cefminox	CMNX	メイセリン
セフメタゾール	cefmetazole	CMZ	セフメタゾン 他
セフメノキシム	cefmenoxime	CMX	ベストコール
セフロキサジン	cefroxadine	CXD	オラスポア 他
セフロキシム　アキセチル	cefuroxime axetil	CXM-AX	オラセフ
タゾバクタム / ピペラシリン	tazobactam/piperacillin	TAZ/PIPC	ゾシン
ダプトマイシン	daptomycin	DAP	キュビシン
テイコプラニン	teicoplanin	TEIC	タゴシッド
テトラサイクリン	tetracycline	TC	アクロマイシン
テビペネム　ピボキシル	Tebipenem pivoxil	TBPM-PI	オラペネム
デメチルクロルテトラサイクリン	demethylchlortetracycline	DMCTC	レダマイシン
デラマニド	delamanid	DLM	デルティバ
テルビナフィン	terbinafine	—	ラミシール
ドキシサイクリン	doxycycline	DOXY	ビブラマイシン 他
トスフロキサシン	tosufloxacin	TFLX	トスキサシン，オゼックス
トブラマイシン	tobramycin	TOB	トブラシン
ドリペネム	doripenem	DRPM	フィニバックス
ナイスタチン	nystatin	NYS	ナイスタチン
ナリジクス酸	nalidixic acid	NA	ウイントマイロン 他
ノルフロキサシン	norfloxacin	NFLX	バクシダール，ノフロ 他
バカンピシリン	bacampicillin	BAPC	ペングッド
バシトラシン	bacitracin	BC	バラマイシン 他
パズフロキサシン	pazufloxacin	PZFX	パシル，パズクロス
パニペネム / ベタミプロン	panipenem/betamipron	PAPM/BP	カルベニン
パラアミノサリチル酸	para-aminosalicylate	PAS	ニッパスカルシウム 他
バンコマイシン	vancomycin	VCM	塩酸バンコマイシン
ビアペネム	biapenem	BIPM	オメガシン
ピブメシリナム	pivmecillinam	PMPC	メリシン
ピペミド酸	pipemidic acid	PPA	ドルコール 他
ピペラシリン	piperacillin	PIPC	ペントシリン 他
ピラジナミド	pyrazinamide	PZA	ピラマイド
ファロペネム	faropenem	FRPM	ファロム
ブテナフィン	butenafine	—	メンタックス 他
フラジオマイシン	fradiomycin	FRM	ソフラチュール 他
フルコナゾール	fluconazole	FLCZ	ジフルカン
フルシトシン	flucytosine	5-FC	アンコチル 他
プルリフロキサシン	prulifloxacin	PUFX	スオード
フロモキセフ	flomoxef	FMOX	フルマリン
ベンジルペニシリン	benzylpenicillin	PCG	ペニシリン G カリウム
ベンジルペニシリンベンザチン	benzylpenicillin benzathine	DBECPCG	バイシリン
ペンタミジン	pentamidine	PNT	ベナンバックス

一般名（50音順）	一般名（英語）	略号	製品名
ホスホマイシン	fosfomycin	FOM	ホスミシン 他
ボリコナゾール	voriconazole	VRCZ	ブイフェンド
ポリミキシン B	polymyxin B	PL-B	硫酸ポリミキシン B
ミカファンギン	micafungin	MCFG	ファンガード
ミコナゾール	miconazole	MCZ	フロリード 他
ミノサイクリン	minocycline	MINO	ミノマイシン 他
ムピロシン	mupirocin	MUP	バクトロバン
メトロニダゾール	metronidazole	MNZ	フラジール，アネメトロ 他
メロペネム	meropenem	MEPM	メロペン
モキシフロキサシン	moxifloxacin	MFLX	アベロックス
ラタモキセフ	latamoxef	LMOX	シオマリン
リネゾリド	linezolid	LZD	ザイボックス
リファンピシン	rifampicin	RFP	リファジン 他
リボスタマイシン	ribostamycin	RSM	ビスタマイシン
リンコマイシン	lincomycin	LCM	リンコシン 他
レボフロキサシン	levofloxacin	LVFX	クラビット
ロキシスロマイシン	roxithromycin	RXM	ルリッド
ロキタマイシン	rokitamycin	RKM	リカマイシン
ロメフロキサシン	lomefloxacin	LFLX	ロメバクト，バレオン

ヴァン メディカルの新刊書

The 標準予防策

2018年3月刊行

自治医科大学附属病院　感染制御部長，感染症科（兼任）科長，准教授　森澤雄司 編

感染対策の基本の"き"，「標準予防策」の基礎と実践を臨床現場の視点から徹底解説。
看護師をはじめ，感染対策を実施するすべての医療従事者に向けた感染対策必読書！！

定価：本体1,800円＋税

装丁：B5判，84頁　送料：実費　ISBN：978-4-86092-132-3

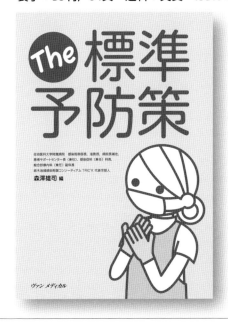

本書の主な内容

Part 1　標準予防策の概念と骨格
　①標準予防策の考え方

Part 2　標準予防策の実践
　①手指衛生
　②個人防護具
　③呼吸器衛生／咳エチケット
　④患者ケア用具
　⑤環境整備
　⑥リネンの管理
　⑦安全な注射処置
　⑧針刺し

Part3　院内マニュアルづくり
　　　―標準予防策の取り入れ方
　①院内マニュアルの書き方

株式会社 ヴァン メディカル

〒101-0051　東京都千代田区神田神保町2-40-7　友輪ビル
TEL：03-5276-6521　FAX：03-5276-6525　http://www.vanmedical.co.jp

バックナンバー

感染と抗菌薬　Vol.19 No.3（2016年9月10日発行）

特集1：肺炎球菌を予防する最新戦略
- 肺炎球菌の最新動向—莢膜型・病原性・薬剤耐性の変遷
　　　　　　　　　　　　　　　　　　　木村聡一郎　他
- 肺炎球菌の迅速診断検査—診断・治療にどう有効か
　　　　　　　　　　　　　　　　　　　　　三澤成毅
- 肺炎球菌ワクチンの新展開
　1）これからの肺炎球菌ワクチン接種指針—適切で効果
　　　的な接種方法とは　　　　　　　　　丸山貴也
　2）23価肺炎球菌莢膜ワクチン—再接種の安全性とその
　　　有効性　　　　　　　　　　　　　　大島信治
　3）13価肺炎球菌結合型ワクチン—成人への接種とその
　　　有効性　　　　　　　　　　　　　　川上健司

特集2：クロストリジウム・ディフィシルと戦う最新戦略
- クロストリジウム・ディフィシル感染症の最新疫学
　　　　　　　　　　　　　　　　　　　田中孝正　他
- クロストリジウム・ディフィシル感染症の迅速診断検査

　　　—トキシン遺伝子検出法の有用性と課題　豊川真弘
- クロストリジウム・ディフィシル感染症の最新治療指針
　1）再発性クロストリジウム・ディフィシル感染症
　　　　　　　　　　　　　　　　　　　　　中村　敦
　2）外科手術後におけるクロストリジウム・ディフィシ
　　　ル感染症　　　　　　　　　　　　　　森　伸晃
　3）重症クロストリジウム・ディフィシル感染症
　　　　　　　　　　　　　　　　　　　平井　潤　他
- クロストリジウム・ディフィシル感染症を取り巻く注目
　の話題
　1）プロバイオティクス療法と糞便移植療法
　　　　　　　　　　　　　　　　　　　高橋志達　他
　2）クロストリジウム・ディフィシルのワクチン
　　　　　　　　　　　　　　　　　　　小泉祐介　他

●随感
- 思い出ずるままに〜医学人生模様（56）　　松本慶蔵

感染と抗菌薬　Vol.19 No.4（2016年12月10日発行）

特集：注射用抗菌薬の最新トレンド
- 新しい注射用抗菌薬の特徴と投与設計のポイント
　1）注射用コリスチン・チゲサイクリン　　藤村　茂
　2）注射用メトロニダゾール　　　　　　吉田　敦　他
- 注射用抗菌薬の高用量治療
　1）注射用ニューキノロン系抗菌薬　　　賀来敬仁　他
　2）注射用βラクタマーゼ阻害剤配合薬
　　　—高用量投与の重要性と今後の展望　　高橋　洋
- 昨今関心の高い領域における注射用抗菌薬の使い方
　1）腎臓内科領域—糖尿病患者を中心に　　堀野哲也
　2）泌尿器科領域—注射用レボフロキサシンの新規適応を

　　　中心に　　　　　　　　　　　　　　山本新吾
　3）産科・婦人科領域　　　　　　　　　岩破一博
　4）小児科領域—特殊疾患患者を中心に　　岩田　敏

小特集：特殊な患者のインフルエンザ対策
　　　　—現場で使える実践知識
- 透析患者のインフルエンザ
　　　—その動向・診断・治療・予防まで　　渡辺　彰
- 妊婦のインフルエンザ—ワクチン接種と抗インフルエンザ
　　　薬投与のタイミング　　　　　　　　高桑好一
- 免疫抑制患者のインフルエンザ　　　　狩野俊和

●随感
- 思い出ずるままに〜医学人生模様（57）　　松本慶蔵

感染と抗菌薬　Vol.20 No.1（2017年3月10日発行）

特集：結核・非結核性抗酸菌感染症の今
　　　—併発・合併症としての対策を踏まえて
- 併発・合併結核の診療が今，なぜ困難なのか？　どう対
　　　応するのか？—今日の問題点と将来展望　渡辺　彰
- 基礎疾患患者における結核の診断
　　　—免疫抑制治療時のIGRA検査に対する影響　猪狩英俊
- 併発・合併症としての結核の実際—病態・治療・予防まで
　1）肺癌と結核　　　　　　　　　　　　髙森幹雄
　2）白血病と結核　　　　　　　　　　渡邊裕介　他
　3）糖尿病と結核　　　　　　　　　　佐々木結花
　4）関節リウマチと結核—生物学的製剤投与時を中心に
　　　　　　　　　　　　　　　　　　　　　當間重人

　5）HIV感染・AIDSと結核　　　　　　福島一彰　他
- 多剤耐性結核・超多剤耐性結核の診断・治療
　　　—デラマニドの使い方を含めて　　　露口一成
- 非結核性抗酸菌症の診断
　　　—肺MAC症の最新検査・診断法を中心に　林　良典
- 併発・合併症としての非結核性抗酸菌症の実際
　　　—病態・治療・予防まで
　1）HIV感染・AIDSと非結核性抗酸菌症　照屋勝治
　2）関節リウマチと非結核性抗酸菌症
　　　—生物学的製剤投与時を中心に　　　茂呂　寛　他
- Topic　マイコプラズマ肺炎の最新レポート—2016・
　　　2017年度の流行動向と治療のポイント　成田光生

●随感
- 思い出ずるままに〜医学人生模様（58）　　松本慶蔵

感染と抗菌薬　Vol.20 No.2（2017 年 6 月 10 日発行）

特集：ESBL 産生菌の最前線
―知っておきたい診断・治療のすべて
- ESBL（基質特異性拡張型β-ラクタマーゼ）産生菌の国内外の現状と問題
  - ―臨床現場から公衆衛生まで　　　川村久美子　他
- ESBL 産生菌の薬剤感受性検査
  - ―早期発見のポイント・治療活用のポイント　石井良和
- 単剤 or 併用？　ESBL 産生菌感染症における抗菌薬の使い方
  - 1）β-ラクタム系抗菌薬
    - ―カルバペネム系・セフェム系・β-ラクタマーゼ阻害剤配合薬　　　斎藤恭一　他
  - 2）ニューキノロン系抗菌薬・アミノグリコシド系

　　抗菌薬　　　　　　　　　　　　新里　敬
- 単剤 or 併用？　ESBL 産生菌感染症の診断・治療の実際
  - 1）院内の尿路感染症
    - ―カテーテル関連尿路感染症・重症尿路感染症を中心に
      　　　　　　　　　　　　　　安田　満
  - 2）呼吸器感染症―院内肺炎を中心に　塚田弘樹
  - 3）血流感染症―菌血症・敗血症を中心に　鈴木克典
  - 4）術後感染症―消化器外科領域を中心に　渡邊　学　他
- CRE（カルバペネム耐性腸内細菌科細菌）
  - 1）CRE の検出
    - ―昨今の検出動向と検出のポイント　中村竜也
  - 2）CRE 感染症の治療
    - ―コリスチン・チゲサイクリンの使い方　下野信行
- ●随感
  - 思い出ずるままに～医学人生模様（59）　松本慶蔵

感染と抗菌薬　Vol.20 No.3（2017 年 9 月 10 日発行）

特集：正しい選び方・使い方を導く
成人肺炎の抗菌薬治療 最新ナビゲート
- Topics　『成人肺炎診療ガイドライン 2017』のレビュー
  - 1）新しいガイドラインは肺炎診療をどう考え，どう変えていくか　　　　　　　　　今村圭文　他
  - 2）Clinical Question はどう活用するか
    - ―臨床活用のためのフォローアップ　三木　誠
- 成人肺炎における検査・診断の進め方―抗菌薬の要否判断から選択・変更までのプロセス　石田　直
- 市中肺炎（CAP）の抗菌薬治療
  - 1）外来における注射用抗菌薬の選び方・使い方
    　　　　　　　　　　　　　　山口敏行　他
  - 2）CAP における抗菌薬の選び方・使い方　高橋　洋
  - 3）非定型肺炎における抗菌薬の選び方・使い方

　　―市中の薬剤耐性動向を踏まえて　　　宮下修行
- 単剤 or 併用？　ESBL 産生菌感染症の診断・治療の実際
  - 1）HAP/NHCAP における注射用抗菌薬の選び方・使い方　　　　　　　　　　　浅井信博　他
  - 2）薬剤耐性肺炎における抗菌薬の選び方・使い方
    - ―MRSA・MDRP・ESBL 産生菌　比嘉　太
  - 3）誤嚥性肺炎における抗菌薬の選び方・使い方
    　　　　　　　　　　　　　　寺本信嗣
- 肺炎サーベイランスと抗菌薬治療の実際
  - 1）地域サーベイランスを活かした抗菌薬の選び方・使い方　　　　　　　　　　　濵田洋平　他
  - 2）院内サーベイランスを活かした抗菌薬の選び方・使い方　　　　　　　　　　　石山晶子　他
- ●随感
  - 思い出ずるままに～医学人生模様（60）　松本慶蔵

感染と抗菌薬　Vol.20 No.4（2017 年 12 月 10 日発行）

特集：インフルエンザ診療スキルアップのための
最新レビュー
- 世界と日本のインフルエンザ―季節性インフルエンザから新型インフルエンザまで　　　　　川名明彦
- 抗インフルエンザ薬の最新レビュー
  - 1）抗インフルエンザ薬の選び方・使い方
    - ―耐性動向を踏まえて　　　　　渡辺　彰
  - 2）抗インフルエンザ薬の予防投与としての選び方・使い方―投与の対象者と有効なタイミングとは
    　　　　　　　　　　　　　　新庄正宜
- インフルエンザの病態・治療・予防の最新レビュー
  - 1）外来患者のインフルエンザ
    - ―小児・高齢者から外国人まで　守山祐樹　他

  - 2）免疫不全・免疫低下患者のインフルエンザ
    - ―入院患者と通院患者の発症について　山崎行敬　他
  - 3）二次性肺炎球菌性肺炎―重症化予防におけるマクロライド系薬の有効性　　　　中村茂樹
  - 4）インフルエンザ脳症　　　　　河島尚志　他
- インフルエンザワクチンの最新レビュー
  - 1）インフルエンザワクチン効果に対する最新知見
    - ―臨床医が持つべき正しい認識　菅谷憲夫
  - 2）4 価インフルエンザワクチン
    - ―23 価肺炎球菌ワクチンとの同時接種・逐次接種の有効性を含めて　　中島　啓　他
- ●口腔咽頭カンジダ症治療の新たな選択肢
  - 第 1 回　口腔カンジダ症とは　　　北川善政
- ●随感
  - 思い出ずるままに～医学人生模様（61）　松本慶蔵

投稿規定

●本誌は下記により投稿を受け付けます。

【対象は，感染症および抗菌薬とその周辺に関する原著，治験情報，症例報告などです。】

☆原著，治験情報（phase Ⅰ～Ⅳ）は，400字詰原稿用紙20枚以内に和文サマリー（250字）とキーワード（3～5語）をお付け下さい。

☆症例報告は，400字詰原稿用紙10枚以内に和文サマリー（100字）とキーワード（3～5語）をお付け下さい。

○投稿された原稿の採否は，本誌編集会議の審査にて決定致します。

○投稿された原稿は返却しません。

○投稿料および別刷は有料です。

○投稿原稿の掲載号，掲載順序は本誌編集部にご一任下さい。

《原稿送付先》（投稿の際は，封筒に朱筆で「投稿」と明示して下さい）

〒101－0051　東京都千代田区神田神保町2－40－7　友輪ビル

執筆要項

1）原稿は楷書（ワープロ可），横書き，平がな，新かなとし，正確に句読点をつけて下さい。

2）論文内での略語は，初出時に正式名を記した上で，（以下…と略す）と表記して下さい。

3）外国語，外国人名，地名は原語で書いて下さい。なお，固有名詞，ドイツ語名詞，文頭にきた語句のみ，頭文字は大文字とし，それ以外は，小文字とします。また，薬剤名は，初出時のみカタカナで一般名（カタカナで商品名，英語で略語）とし以下略号を使用下さい。

4）図，表，写真（掲載はモノクロのみ）は，本文とは別に添付して下さい。
また本文中に必ず，図，表，写真が挿入されるべき位置を明示して下さい。

5）図，写真は，そのまま製版可能な明瞭，鮮明なものを原則とします。

6）引用文献は論文と直接関係するものを15件以内にとどめ，本文中の引用順に原稿末尾に一括して記載して下さい。また，本文中には必ず文献番号を肩付きで記入して下さい。

7）文献の記載形式は，以下の形式を厳守願います。

（雑　誌）番号）著者名：論文題名．雑誌名　巻数：最初と最後の頁，（西暦発行年）

（単行本）番号）著者名：論文題名．書名，発行所，発行地，西暦発行年，最初と最後の頁
その他は本誌の文献例に従って下さい。

8）著者校正は1回とします。

次号予告	感染と抗菌薬 **Vol.21 No.2** 2018（2018 年 6 月 10 日発行）

特　集

多剤耐性グラム陰性菌対策を見直す
—『薬剤耐性（AMR）アクションプラン』に向けて

● **多剤耐性グラム陰性菌対策としての臨床医の役割**
　—『薬剤耐性（AMR）アクションプラン』を受けて

国立研究開発法人国立国際医療研究センター AMR 臨床リファレンスセンター　主任研究員　日馬由貴

国立研究開発法人国立国際医療研究センター AMR 臨床リファレンスセンター　情報・教育支援室長　具　芳明

● **多剤耐性グラム陰性菌の現状—世界と日本の薬剤耐性動向を俯瞰する**

大阪市立大学大学院医学研究科細菌学　教授　金子幸弘

● **多剤耐性グラム陰性菌における抗菌薬適正使用**

①**多剤耐性緑膿菌（MDRP）**

長崎大学大学院医歯薬学総合研究科病態解析・診断学／長崎大学検査部　助教　賀来敬仁

②**多剤耐性アシネトバクター（MDRA）**　　　　福岡大学病院 感染制御部　部長　髙田　徹

③**基質特性拡張型βラクタマーゼ（ESBL）産生菌**

東京慈恵会医科大学葛飾医療センター感染制御部　診療部長／講師　吉川晃司

④**カルバペネム耐性腸内細菌科細菌（CRE）・カルバペネマーゼ産生腸内細菌科細菌（CPE）**

名古屋大学大学院医学系研究科臨床感染統御学　特任助教　井口光孝

名古屋大学大学院医学系研究科臨床感染統御学　教授　八木哲也

● **患者別の実践手引き グラム陰性菌感染症のマネジメント—病態・治療・予防まで**

①**術後患者**　　　　　　　独立行政法人労働者健康安全機構大阪労災病院外科・消化器外科　古賀睦人

独立行政法人労働者健康安全機構大阪労災病院外科・消化器外科　肝胆膵外科部長　清水潤三

②**血液疾患患者**　　　　　国家公務員共済組合連合会虎の門病院臨床感染症科　医長　荒岡秀樹

③**固形がん患者**　　　　　公益財団法人がん研究会有明病院感染症科　部長　原田壮平

公益財団法人がん研究会有明病院感染症科　副医長　大串大輔

④**ICU 患者**　　　　　　　　聖マリアンナ医科大学救急医学　助教　吉田英樹

聖マリアンナ医科大学救急医学　教授　藤谷茂樹

⑤**小児患者**　　　　　　東京都立小児総合医療センター感染症科　医長　堀越裕歩

● **随感**
　・思い出ずるままに〜医学人生模様（63）　　　　　長崎大学名誉教授　松本慶蔵

（上記企画は一部変更になる場合があります。）

許諾済複写物シールについてのお知らせ

一般社団法人 出版者著作権管理機構(JCOPY)

JCOPY が許諾した複写物には、許諾済複写物シールが貼付されています。

出版者著作権管理機構(JCOPY)が正規に許諾した複写物のうち、
①スポット契約(個人や団体の利用者が複写利用のつど事前に申告してJCOPYがこれを許可する複写利用契約)の複写物
②利用者による第三者への頒布を目的とした複写物
③JCOPYと利用契約を締結している複写事業者(ドキュメントサプライヤー、DS)が提供する複写物については、当該複写物が著作権法に基づいた正規の許諾複写物であることを証明するため、下記見本の「許諾済複写物シール」を2009年7月1日より複写物に貼付いたします。

なお、社内利用を目的とした包括契約(自社の保有資料を自社で複写し、自社内で使用)分の複写物にはシール貼付の必要はありません。

許諾済複写物シールについてのお問い合わせは、出版者著作権管理機構(JCOPY) http://jcopy.or.jp/ までお願い申し上げます。 電話 03-3513-6969、Fax 03-3513-6979、E-mail：info@jcopy.or.jp

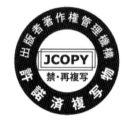

シール見本(実物は直径 17 ㎜)

編集顧問		編集主幹	
熊澤淨一	九州大学名誉教授	渡辺　彰	東北大学加齢医学研究所抗感染症薬開発寄附研究部門教授
滝沢敬夫	済生会栗橋病院名誉院長	編集委員	
松本慶蔵	長崎大学名誉教授	斧　康雄	帝京大学医学部微生物学講座主任教授
		永井英明	国立病院機構東京病院呼吸器センター部長

感染と抗菌薬　Vol.21　No.1　2018

発　　行：2018年3月10日　　発行月：3，6，9，12月(年4回)
1部定価：本体 2,200円＋税(送料：実費)
年間購読：本体 8,800円＋税(送料小社負担)

発行人：伊藤秀夫
発行所：株式会社 ヴァン メディカル　〒101-0051　東京都千代田区神田神保町 2-40-7　友輪ビル
　　　　TEL：03-5276-6521　FAX：03-5276-6525　http://www.vanmedical.co.jp
　　　　振替口座：00190-2-170643
印刷・製本：三報社印刷株式会社　　　　　　　　　© 2018 by Van Medical Co., Ltd.　Printed in Japan

・本誌に掲載する著作物の複製権・翻訳権・上映権・譲渡権・公衆送信権(送信可能化権を含む)は株式会社 ヴァン メディカルが保有します。
・ JCOPY ＜(社)出版者著作権管理機構　委託出版物＞
・本誌の無断複製は著作権法上での例外を除き禁じられています。複製される場合は、そのつど事前に、(社)出版者著作権管理機構
　(電話 03-3513-6969, FAX 03-3513-6979, e-mail：info@jcopy.or.jp)の許諾を得てください。